Operation Procedure of
Stroke Rehabilitation Nursing Technology

脑卒中康复护理技术
操作规程

主审　徐晓玲　储爱琴
主编　谢家兴　陈　霞

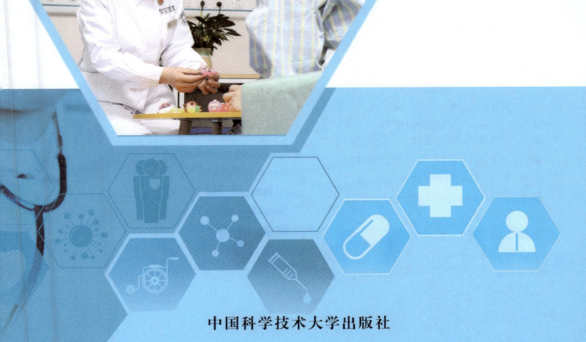

中国科学技术大学出版社

内 容 简 介

本书结合近年来脑卒中康复护理新理念、新知识、新技术以及护理专家的临床实践经验编写而成。全书系统阐述了常用的 25 项脑卒中康复护理技术的操作目的、专科评估、操作标准、专科效果评价、注意事项,并对关键操作步骤配图详细说明,注重实用性和科学性,是一本对临床护理实践具有很高指导意义的实用参考书。

本书可作为脑卒中岗位护理工作者的临床参考书,也可作为各级医疗机构开展脑卒中康复护理技术培训的辅导书。

图书在版编目(CIP)数据

脑卒中康复护理技术操作规程/谢家兴,陈霞主编. —合肥:中国科学技术大学出版社,2021.3(2025.5 重印)
ISBN 978-7-312-05160-9

Ⅰ. 脑… Ⅱ. ①谢… ②陈… Ⅲ. ①脑血管疾病—康复—技术操作规程 ②脑血管疾病—护理—技术操作规程 Ⅳ. ①R743.309-65 ②R473.54-65

中国版本图书馆 CIP 数据核字(2021)第 026918 号

脑卒中康复护理技术操作规程
NAOCUZHONG KANGFU HULI JISHU CAOZUO GUICHENG

出版	中国科学技术大学出版社
	安徽省合肥市金寨路 96 号,230026
	http://press.ustc.edu.cn
	https://zgkxjsdxcbs.tmall.com
印刷	合肥华苑印刷包装有限公司
发行	中国科学技术大学出版社
经销	全国新华书店
开本	710 mm×1000 mm 1/16
印张	10.75
字数	217 千
版次	2021 年 3 月第 1 版
印次	2025 年 5 月第 3 次印刷
定价	60.00 元

本书编委会

主 编　谢家兴　陈　霞

副主编　曹教育　汪　澄　陶　菊

编 委　（按姓氏笔画排序）

王丽红　王教媛　尹丹丹　石　娟　危志娟

刘　萍　刘丹丹　汤　芳　孙　俊　孙　薇

孙凤梅　孙盼盼　孙笑笑　李鹏飞　杨贝贝

汪　澄　张红云　张连荣　张海玲　张淑媛

陈　霞　陈珍凤　周　燕　庞海云　胡海颖

胡琼丹　胡群帆　姜　柯　高丽娟　梁欣灵

陶　冶　陶　菊　曹教育　曾晓彩　谢家兴

靳玉萍　管文娟　戴晓熹　魏　艳

序

脑卒中是严重危害我国国民健康的重大慢性非传染性疾病,是我国成人致死、致残的首位病因,具有高发病率、高致残率、高死亡率、高复发率、高经济负担五大特点。早期规范实施康复与康复护理,能够有效预防脑卒中患者并发症的发生,缩短住院时间,降低致残率,从而提高患者的生活质量,帮助患者早日回归社会,减轻家庭和社会负担。临床护理工作者康复护理理念的更新及早期康复护理技术的开展,将直接影响卒中患者的预后。随着康复医学学科的发展,护理工作者迫切需要拓宽思维,深入学习,全面发展康复专科护理。

为进一步推广康复护理理念,规范康复护理技术,推动脑卒中康复护理技术规范化、同质化发展,中国科学技术大学附属第一医院联合中国康复研究中心北京博爱医院专家组织编撰本书。该书结合近年来脑卒中康复护理新理念、新知识、新技术以及护理专家的临床实践经验编写而成。全书系统阐述了常用的 25 项脑卒中康复护理技术的实施目的、专科评估、操作标准、专科效果评价及注意事项,并对关键操作步骤以图文并茂的形式加以分解说明,注重实用性和科学性,是一本对脑卒中岗位临床护理实践具有很高指导意义的实用参考书。

本书的出版将对规范脑卒中康复护理技术起到推动和促进作用,对脑卒中岗位护士专科化培训具有指导意义,为护理人员开展脑卒中康复护理、专科培训与操作考核提供参考。希望广大临床护理工作者在实践中认真学习、不断深化,立足于脑卒中康复护理技术规范化发展,践行"健康中国 2030"战略,在深化专科发展的同时不断满足人民群众对医疗服务和健康生活的需求,助力全民健康。

徐晓玲

2020 年 12 月

前言 ✚

随着社会老龄化和城市化进程加速，居民不健康生活方式流行，脑血管病危险因素普遍暴露，中国已成为脑卒中终生风险最高和疾病负担最重的国家。目前脑卒中已成为我国成年人致死和致残的首位病因，脑卒中患者中的70％～80％因功能障碍丧失独立生活能力，高致残率已严重影响脑卒中患者的生活质量。

2016AHA/ASA成人脑卒中康复治疗指南指出，所有卒中患者均应接受早期康复治疗，并且应在多学科合作模式下实施早期康复训练。为了更加规范、有效地将脑卒中康复护理技术落实到每位患者，以提高脑卒中患者生活质量，中国科学技术大学附属第一医院联合中国康复研究中心北京博爱医院，组织康复护理专家，参考国内外卒中康复护理指南和相关进展，共同编写本书。本书的编写和出版旨在促进脑卒中康复护理技术规范化发展，为脑卒中岗位护理工作者临床实践提供参考。

本书从实施目的、专科评估、操作标准、专科效果评价、注意事项等方面详细阐述了常用的25项脑卒中康复护理技术，并对关键操作步骤配图说明，方便临床护理工作者学习和参考。本书适用于在各级医疗机构开展脑卒中康复护理技术的规范化培训，可作为临床护理工作者实施脑卒中康复护理技术的操作标准。

　　本书的编写得到中国康复研究中心北京博爱医院、安徽省脑卒中诊疗管理指导中心专家们的大力支持,在此一并表示感谢。由于编写时间紧迫,书中难免存在不足之处,恳请同行专家、护理同仁及广大读者提出宝贵意见和建议,大家共同努力,为促进康复护理专科发展做出积极的贡献。

2020 年 12 月

目录 ✚

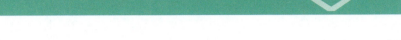

一、偏瘫患者抗痉挛体位摆放技术

抗痉挛体位是一种能抑制或减轻上肢屈肌、下肢伸肌痉挛模式的治疗体位。

（一）实施目的

（1）早期诱发分离运动，有利于患者正常运动模式的形成，对抗痉挛姿势的出现。

（2）增加正确感觉输入，使患者的患侧肢体能够尽早恢复感觉、知觉。

（3）预防并发症，如压疮、肺部感染、肩部并发症等。

（二）专科评估

1. 全身评估

评估患者意识状态及配合程度、偏瘫肢体运动能力、肌力及肌张力情况、自理能力、心理状态、皮肤情况等。

2. 局部评估

评估患者有无伤口、各种管路、骨折外固定等。

3. 提示

根据患者病情选择合适的体位，对于严重认知功能障碍不能配合者、病情危重血流动力学不稳定者、偏瘫合并其他部位骨折者，应谨慎选择体位。

4. 专科用物、仪器设备、器具的选择

根据患者身高体重选择长度、宽度、高度合适的软枕，4～6 个翻身枕，用于膝关节下的小软垫 1 个。

（三）操作标准

操作前准备

（1）护士准备：着装整洁，修剪指甲，去除尖锐物品，洗手，戴口罩。

（2）用物准备：翻身枕，软枕，翻身卡。

（3）环境准备：整洁明亮，安全，室温适宜，保护隐私。

（4）患者准备：向清醒患者及其家属解释操作的目的、重要性、方法、注意事项及配合要点，询问患者是否需要排便。

操作步骤备

1. 仰卧位（图 1-1）

（1）核对患者，解释并取得合作。

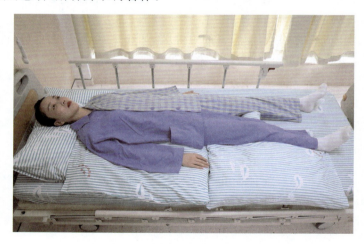

图 1-1　仰卧位

注：图中演示者的衣服蓝色部分示患侧，格子部分示健侧，下同，不再说明。

（2）检查床闸，拉下近侧床栏，松开盖被。

（3）取仰卧位，头部垫软枕，高度适宜，防止颈部悬空、头过伸或过屈。

（4）患侧肩胛骨至内缘下垫一大小合适的薄枕，使肩部上抬前挺，两肩平行，上臂外旋稍外展，肘、腕关节伸直，掌心向下，手指伸直并分开，整个上肢放置于软枕上。

（5）患侧髋部、大腿和小腿外侧垫一软枕，髋关节稍内旋，下肢呈中立位。

（6）膝关节下放一小软垫呈 5°～10°屈曲，踝稍背屈或呈中立位。

（7）检查敷料、导管等情况，妥善保护导管。

（8）整理床单位，记录翻身卡（时间、体位、皮肤情况）。

（9）清理用物，洗手。

2. 健侧卧位（图 1-2）

下面的方法适合于有一定自理能力的患者。

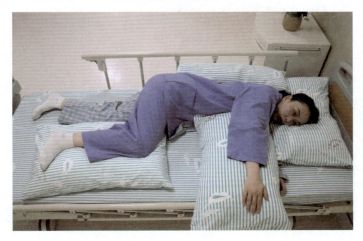

图 1-2　健侧卧位

（1）核对患者，解释并取得合作。

（2）检查床闸，拉下近侧床栏，松开盖被。

（3）患者仰卧位，头部垫一软枕，双手交叉，患侧拇指放在健侧拇指之上。健侧屈膝，健腿钩住患侧小腿。

（4）交叉的双手伸直举向上方，做左右侧方摆动，借助摆动的惯性，使双上肢和躯干一起翻向健侧。健侧在下，患侧在上。

（5）背部垫一翻身枕，保持躯干稳定。

（6）患侧上肢用软枕垫起，患侧肩胛骨向前向外伸展，肩关节屈曲约100°。

（7）肘关节伸展。

（8）腕、指关节伸展放在枕上，掌心朝下。

（9）患侧下肢用软枕垫起，保持屈髋、屈膝位。

（10）足部亦垫在软枕上，不能悬于软枕边缘，以防造成足内翻下垂。

（11）健侧下肢自由放置。

（12）检查皮肤、敷料、导管等情况，妥善固定导管。

（13）整理床单位，记录翻身卡（时间、体位、皮肤情况）。

（14）清理用物，洗手。

3. 患侧卧位（图 1-3）

（1）核对患者，解释并取得合作。

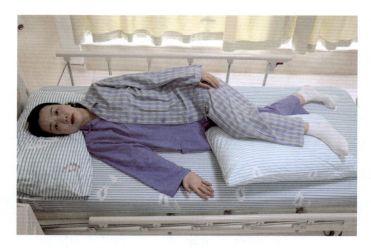

图 1-3　患侧卧位

（2）检查床闸,拉下近侧床栏,松开盖被。

（3）患者仰卧位,双手交叉,患侧拇指放在健侧拇指之上,健侧下肢屈曲。

（4）交叉的双手伸直举向上方,做左右侧方摆动,当摆向患侧时顺势将身体翻向患侧。患侧在下,健侧在上。

（5）头部垫一软枕,躯干稍向后倾,后背用翻身枕支撑。

（6）患臂前伸,前臂外旋,将患肩轻柔托出,保护患肩避免受压和后缩,肘部与腕部伸直,手指伸展,掌心向上。

（7）患侧髋关节略后伸,膝关节略屈曲,放置舒适位。

（8）患侧踝关节应置于屈曲 90°位,防止足下垂的发生。

（9）健侧上肢放在躯干上或身后的软枕上,避免放在身前。健侧下肢充分屈髋屈膝,腿下可垫一软枕支持。

（10）检查皮肤、敷料、导管等情况,妥善固定导管。

（11）整理床单位,记录翻身卡(时间、体位、皮肤情况)。

（12）清理用物,洗手。

4. 床上坐位（图 1-4 ）

（1）核对患者,解释并取得合作。

（2）摇高床头成 70°～90°,背部用软枕支撑,头处中立位,躯干保持直立,不可倾斜。

（3）双侧上肢伸展放于移动餐桌上。患侧上肢肩关节下放软枕,患肩向前伸,患手拇指外展位。

（4）髋关节保持 90°屈曲位。

（5）膝关节微屈,保持患足中立位。

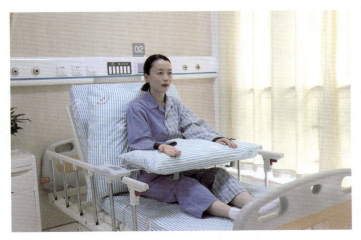

图 1-4　床上坐位

（6）检查皮肤、敷料、导管等情况,妥善固定导管。

（7）整理床单位,记录翻身卡(时间、体位、皮肤情况)。

（8）清理用物,洗手。

5. 轮椅坐位（图 1-5 ）

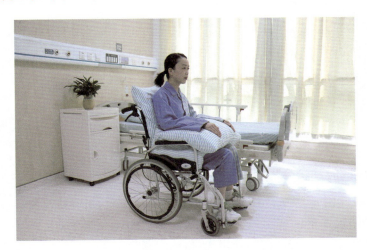

图 1-5　轮椅坐位

（1）核对患者,解释并取得合作。

（2）选择合适的轮椅,按照床椅转移法(详见床椅转移技术)将患者正确转移至轮椅上。

（3）协助患者臀部尽量坐在轮椅坐垫的后方,后背垫薄软枕,保持躯干直立。

（4）固定轮椅安全带。

（5）患侧上肢放于胸前软枕上，可前伸或屈曲靠近身体，避免肘关节过度屈曲，手指自然伸展。

（6）在患侧髋部外侧垫软枕，纠正患腿外旋，髋关节、膝关节、踝关节均保持90°。

（7）双足平放在轮椅踏板上，足尖向前，双足分开与肩同宽，避免足尖外旋。

（8）检查敷料、导管等情况，妥善固定导管。

（9）整理床单位，记录翻身卡（时间、体位、皮肤情况）。

（10）清理用物，洗手。

（四）专科效果评价

（1）患者安全、舒适。

（2）摆放环节根据患者肢体运动功能体现自我护理原则，符合操作标准，体位摆放正确，保持良肢位。

（3）体位摆放过程中有效保护皮肤及各类管路。

（4）患者未发生足下垂、关节损伤、关节脱位等过用、误用并发症。

（五）注意事项

1. 患者教育与配合

（1）操作前向患者及其家属说明体位摆放的要求和目的，消除患者的紧张情绪和对抗心理，取得配合。

（2）操作后注意观察患者全身皮肤情况及肢体血液循环情况，有管路者要妥善保护，以防滑脱。

2. 体位摆放注意事项

（1）仰卧位时足摆放成中立位，根据患者具体情况，可在床尾放一支被架或穿上矫形器预防足下垂。

（2）患侧卧位时，轻轻向前托出患肩，避免受压和后缩。患侧腕及手指充分打开放松，不建议在手中抓握物品。

（3）改变体位时，密切观察患者意识、呼吸以及皮肤情况。

（4）尽量少用仰卧位，以免引起异常反射活动。

二、 床上运动

床上运动是指患者卧床期间在床上进行的肢体主、被动运动及体位变换，诱发患侧肢体动作，增强患者躯干肌力，训练平衡能力。主要包括：Bobath 握手、床上翻身、桥式运动、床上横向运动、床上坐位向前向后运动、床边坐起和躺下运动。

（一） 实施目的

（1）增加躯体的活动范围。
（2）预防压力性损伤、深静脉血栓、坠积性肺炎等并发症。
（3）为肢体运动及转移训练做准备。

（二） 专科评估

1. 全身评估

评估患者意识状态及配合程度、病情、偏瘫肢体活动能力、肌力及肌张力情况、自理能力、心理状态、皮肤情况等。

2. 局部评估

评估患者有无伤口、引流管、骨折外固定等。

3. 提示

生命体征不稳定、认知功能严重障碍的患者慎用。

4.专科用物、仪器设备、器具的选择

一般不需要仪器设备，由护理人员协助完成，备软枕若干个。

（三）操作标准

操作前准备

（1）护士准备：着装整洁，修剪指甲，洗手，戴口罩。

（2）用物准备：可备软枕若干个，软枕的软硬度要适宜。

（3）环境准备：整洁明亮，安全，室温适宜，保护隐私。

（4）患者准备：向清醒患者解释操作的目的、方法、注意事项及配合要点，询问患者是否需要排便。

操作步骤

1. Bobath 握手

Bobath 握手是双手交叉相握，掌心相对，偏瘫手拇指置于健手拇指的掌指关节之上（图 2-1）。

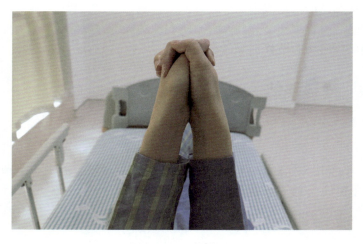

图 2-1　Bobath 握手

Bobath 握手是神经发育促进技术中一种常用的方法，可以防止手的屈曲挛缩，避免腕屈以及前臂旋前畸形，防止肩关节继发性活动受限，有助于抑制屈肘肌群的痉挛。

Bobath 握手贯穿于脑卒中康复过程的多个时期：

（1）在偏瘫早期，肌肉力量弱，主动活动少，建议采取 Bobath 握手，肘关节伸直，肩关节前屈，上举，以活动双上肢，从而维持肩关节活动度，防止关节挛缩、肩关节半脱位。

（2）患者出现肌张力增高时采取 Bobath 握手，伸直肘关节，抑制屈肌异常模式,防止手关节的屈曲畸形。

（3）向健侧或患侧翻身时,应用 Bobath 握手,肘关节伸直,肩关节前屈 90°,交叉的双手伸直举向上方,做左右摆动,借助摆动的惯性,使双上肢和躯干一起翻向健侧或患侧。

（4）患者从坐到站,应用 Bobath 握手,带动躯干向前,维持平衡;或者由站到坐,双手交叉相握,肘关节伸直,慢慢屈髋、屈膝坐下,也起到维持平衡作用。

（5）坐位或站立位时,采用 Bobath 握手向各个方向活动,增强躯干肌力量,改善平衡能力。

2. 床上翻身

（1）核对患者,解释并取得合作。

（2）向患侧翻身:

① 先将身体移向健侧:健侧下肢屈曲,插入患膝下,下滑至足跟,抬起,移向健侧,然后健侧下肢屈曲足踏床,健肘撑床,同时用力移动臀部,再将头、肩向同方向移动。

② 协助向患侧翻身:Bobath 握手,伸直肘关节,肩关节屈曲 90°,双下肢屈曲,双足踏于床上,操作者一手托肩,一手扶膝,利用钟摆原理,借助摆动的惯性轻轻将患者推向对侧。患者后背用软枕支撑(图 2-2)。

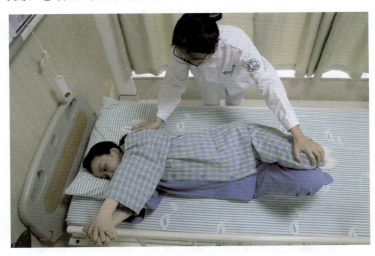

图 2-2 向患侧翻身

③ 上肢:患肩向前托出,避免受压和后缩,肘与腕均伸直,掌心向上,手指伸展。

④ 下肢:健腿屈髋屈膝向前放于枕上,患腿轻度屈曲,踝关节保持中立位。

（3）向健侧翻身:

① 先将身体移向患侧:健侧下肢屈曲,插入患膝下,下滑至足跟,抬起,移向患侧,然后健侧下肢屈曲,健肘撑床,同时用力移动臀部,再将肩、头向同方向移动。

② 协助向健侧翻身:Bobath 握手,伸直肘关节,肩关节屈曲 90°,同时健侧下肢屈曲,插入患侧膝下,下滑至足跟,钩住患侧小腿。利用钟摆原理,由健侧上肢、躯干和下肢借助摆动的惯性带动患侧上肢、躯干和下肢翻向健侧。后背用软枕支撑。

③ 上肢:患肩充分前伸,肘与腕均伸直,掌心向下,手指伸展。

④ 下肢:患腿屈髋屈膝向前放于枕上,踝关节中立位,避免悬挂于枕头边缘。

(4) 整理床单位,洗手。

(5) 观察患者的主观反应,记录执行时间及运动后反应。

3. 桥式运动

桥式运动的目的如下:

① 训练骨盆控制能力。

② 诱发下肢分离运动。

③ 缓解躯干、下肢痉挛。

④ 加强患者伸髋屈膝肌的练习,防止站立时因髋关节不能充分伸展而出现的臀部后突所形成的偏瘫步态。

(1) 双侧桥式运动(图 2-3)。

① 核对患者,解释并取得合作。

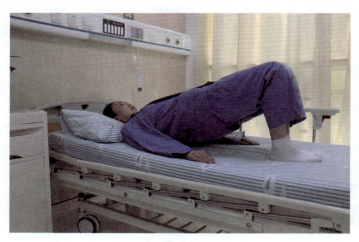

图 2-3　双侧桥式运动

② 患者取仰卧位,上肢放于身体两侧,双腿屈曲,足踏床。

③ 将臀部抬起,保持骨盆成水平位,保持一段时间后缓慢地放下臀部。

(2) 单侧桥式运动(图 2-4):当患者较为容易地完成双侧桥式运动后,进行单侧桥式运动练习。

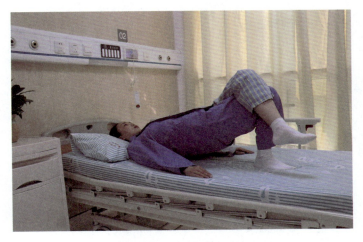

图 2-4　单侧桥式运动

① 核对患者,解释并取得合作。

② 患者取仰卧位,上肢放于身体两侧,双腿屈曲,足踏床。

③ 指导患者悬空健侧腿,仅患侧腿屈曲,足踏床抬起臀部,同时保持双下肢稳定。保持一段时间后缓慢地放下臀部。

(3) 动态桥式运动:获得下肢内收、外展的控制能力。

① 核对患者,解释并取得合作。

② 患者取仰卧位,双下肢屈膝,平行并拢,双足踏床。

③ 健侧腿保持不动,患侧腿做幅度较小的内收和外展动作,同时控制动作的幅度和速度。

④ 然后患侧腿保持中立位,健侧腿同上做内收、外展练习。

4. 床上横向运动

(1) 核对患者,解释并取得合作,取仰卧位。

(2) 移向右侧时,健侧手将患侧手放置于腹部,健侧肘关节屈曲支撑床面。将健侧下肢伸到患侧下肢的下方,用健足钩住患足向右移动(图 2-5)。健侧下肢屈曲,用健足和健侧肘部支撑床面抬起臀部,同时将躯干移向右侧。

(3) 移向左侧时,健侧手将患侧手放置于腹部,健侧肘关节屈曲支撑床面。将健侧下肢伸到患侧下肢的下方,用健足钩住患足向左移动。健侧下肢屈曲,用健足和健侧肘部支撑床面抬起臀部,同时将躯干移向左侧。

(4) 协助患者取舒适卧位,整理床单位。

(5) 观察患者的主观反应,记录执行时间及运动后反应。

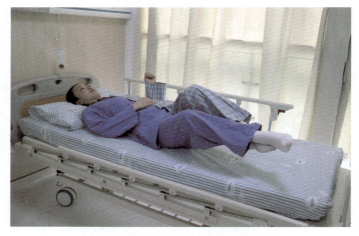

图 2-5　床上横向运动（移向右侧动作）

5. 床上坐位向前向后运动

促进患者重心的自动转移、躯干主动旋转和平衡反应，避免由于患者使用健手帮助移动导致的下肢伸肌痉挛。

（1）核对患者，解释并取得合作。

（2）协助患者取端坐位。

（3）指导患者将重心转移到一侧臀部，然后对侧臀部前移或后移。

（4）操作者位于患者身后，一手把持患侧大转子部位，另一手置于健侧肩部，防止患者向后倾倒（图 2-6）。

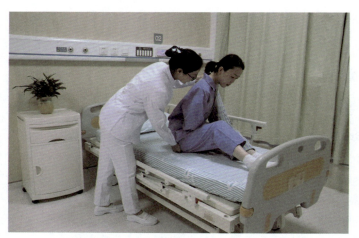

图 2-6　床上坐位向前向后运动（操作辅助动作）

6. 从仰卧位到床上坐起

（1）核对患者，解释并取得合作。

（2）协助患者取仰卧位，将患腿置于床边，健手向前横过身体至患侧，同时躯干向患侧旋转（图2-7）。

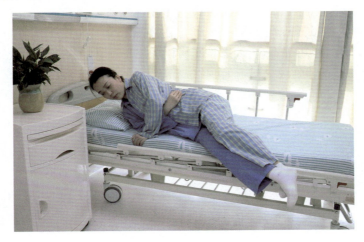

图 2-7

（3）摆动健侧下肢至床边，健手撑床坐起。活动中患者应保持头直立，拉长偏瘫侧。

（4）患者早期难以独立完成时，操作者可将一手放于健侧肩部，另一手位于健侧髂棘向下压，以辅助患者完成动作。

（5）采取相反的顺序即可躺下，协助患者取舒适卧位，整理床单位。

（6）观察患者的主观反应，记录执行时间及运动后反应。

（四）专科效果评价

（1）患者安全、舒适。

（2）患者或家属掌握相关床上运动的要点。

（3）床上运动过程中有效保护皮肤及各类管路。

（五）注意事项

1. 患者教育与配合

（1）转移前向患者及其家属说明床上运动的目的、重要性以及配合要点。讲解运动后不适的表现及如何处理。

（2）操作后注意观察全身皮肤情况及肢体血液循环情况，有引流管者要妥善保护导管，以防滑脱。

2. 床上运动注意事项

（1）长期卧床患者在改变体位时极易出现体位性低血压，为了预防该类情况出现，早期可使用靠背床或摇高床头，通过逐步增加靠背角度来训练患者坐起，观察患者有无头晕、眼花等不适，如无特殊病情变化，一般两周左右可以完全坐起。

（2）协助患者训练翻身时，操作者应注意保护患者，合理应用床栏，谨防坠床发生。

三、平衡与协调能力训练

平衡与协调能力训练是利用残存部分的感觉系统及视觉、听觉、触觉来促进随意运动控制能力的训练。训练中患者可运用运动觉、位置觉和视觉来感受运动,同时学习正确的重心转移并提高控制能力。

（一）实施目的

恢复平稳、准确、高效的运动能力,提升患者平衡协调反应水平。

（二）专科评估

1. 全身评估

评估患者意识状态及合作程度、肌力及肌张力、视觉及本体觉、肌肉运动控制能力、血压情况。

（1）坐位平衡:包括运动前的姿势调整和在运动中动态的姿势调整。即坐位时,患者身体重心前移、侧移或进行各种动作时,身体的对线均能保持在身体重心运动范围内,以达到保持躯体平衡。

① Ⅰ级平衡:在无外力和身体移动的前提下保持坐姿稳定。

② Ⅱ级平衡:患者独立完成身体重心转移,躯干屈曲、伸展、左右倾斜及旋转运动,并保持坐位平衡。

③ Ⅲ级平衡:患者抵抗外力保持身体平衡,如患者双手胸前抱肘,操作者从不同方向推患者以诱发头部及躯干向正中线的调正反应。

（2）站立位平衡:包括保持静态的站立姿势和站立位活动时姿势的不断调整。

① Ⅰ级平衡:在无外力和身体移动的前提下保持站立稳定,开始时两足分开站立,逐步缩小两足间距,以减小支撑面,增加难度。

② Ⅱ级平衡:患者在站立姿势下独立完成身体重心转移,躯干屈曲、伸展、左右倾斜及旋转运动,并保持平衡。开始时操作者双手固定患者髋部协助其完成重

心转移和躯体活动,逐步过渡到患者独立完成动作。

③ Ⅲ级平衡:在站立姿势下抵抗外力并保持身体平衡。患者可以借助于平衡板或在站立位完成作业训练等。

2. 局部评估

评估患者前庭功能、手功能,有无骨折外固定、关节脱位等。

3. 提示

对于认知障碍不能配合者,骨折、脱位未痊愈者,严重肌力、肌张力异常者禁止训练。

4. 专科用物、仪器设备、器具的选择

治疗凳、平衡板。

5. 评估工具

Berg 平衡量表(表 3-1)、平衡功能 Fugl-Meyer 评定法(表 3-2、表 3-3)。

表 3-1　Berg 平衡量表

评定内容	评分标准
1. 从坐到站	4 分:不用手帮助即能够站起且能够保持稳定 3 分:用手帮助能够自己站起来 2 分:用手帮助经过几次努力后能够站起来或保持稳定 1 分:需要较小的帮助能够站起来或稳定 0 分:需要中等或较大的帮助才能站起来
2. 独立站	4 分:能够安全站立 2 min 3 分:能够在监护下站立 2 min 2 分:能够独立站立 30 s 1 分:经几次努力能够独立站立 0 分:没有帮助下不能站立 30 s 若受试者此项得 4 分,独立坐可不评,直接为满分,继续第四项评定
3. 独立坐	4 分:能够安全地坐 2 min 3 分:能够在监护下坐 2 min 2 分:能够坐 30 s 1 分:能够坐 10 s 0 分:没有支撑不能坐 10 s

(续表)

评定内容	评分标准
4. 从站立到坐	4分:用手稍微帮助即能够安全地坐下 3分:需要用手帮助来控制身体重心下移 2分:需要用双腿后侧抵住椅子来控制身体重心下移 1分:能够独立地坐在椅子上但不能够控制身体重心下移 0分:需要帮助才能坐下
5. 床椅转移	4分:用手稍微帮助即能够安全转移 3分:必须用手帮助才能安全转移 2分:需要监护或言语提示才能完成转移 1分:需要一个人帮助才能完成转移 0分:需要两个人帮助或监护才能完成转移
6. 闭眼站立	4分:能够安全站立 10 s 3分:能够在监护下站立 10 s 2分:能够站立 3 s 1分:闭目时不能站立 3 s,但睁眼站立时能保持稳定 0分:需要帮助以避免跌倒
7. 双足并拢站立	4分:能够独立地双脚并拢并独立地站立 1 min 3分:能够独立地将双脚并拢并在监护下站立 1 min 2分:能够独立地将双脚并拢但不能站立站 30 s 1分:需要帮助才能双脚并拢但双脚并拢后能够站立 15 s 0分:需要帮助才能将双脚并拢且双脚并拢后不能够站立 15 s
8. 站立位上肢前伸	4分:能够前伸大于 25 cm 的距离 3分:能够前伸大于 12 cm 的距离 2分:能够前伸大于 5 cm 的距离 1分:能够前伸但需要监护 0分:当试图前伸时失去平衡或需要外界支撑
9. 站立位从地上拾物	4分:能够安全而轻易地捡起拖鞋 3分:能够在监护下捡起拖鞋 2分:不能捡起但能够到达距离拖鞋 2~5 cm 的位置且独立保持平衡 1分:不能捡起并且试图努力时需要监护 0分:不能尝试此项活动或需要帮助以避免失去平衡或跌倒

(续表)

评定内容	评分标准
10. 转身向后看	4分:能够从两侧向后看且重心转移良好 3分:只能从一侧向后看,另一侧重心转移较差 2分:只能向侧方转身但能够保持平衡 1分:当转身时需要监护 0分:需要帮助以避免失去平衡
11. 转身一周	4分:能够在两个方向用4 s或更短的时间安全地转一圈 3分:只能在一个方向用4 s或更短的时间安全地转一圈 2分:能安全的转一圈但用时超过4 s 1分:转身时需要密切监护或言语提示 0分:转身时需要帮助
12. 双足交替踏台阶	4分:能够安全地站立且20 s内完成8个动作 3分:能够独立站立,但完成8个动作用时超过20 s 2分:在监护下不需要帮助能够完成4个动作 1分:需要较小的帮助能够完成2个或2个以上的动作 0分:需要帮助避免跌倒或不能尝试此项动作
13. 双足前后站立	4分:能够独立地将一只脚放在另一只脚的正前方且保持30 s 3分:能够独立地将一只脚放在另一只脚的前方且保持30 s 2分:能够独立地将一只脚向前迈一小步且保持30 s 1分:需要帮助才能向前迈一小步且保持15 s 0分:当迈步或站立时失去平衡
14. 单足站立	4分:能够独立的抬起一条腿且保持10 s 3分:能够独立的抬起一条腿且保持5～10 s 2分:能够独立的抬起一条腿且保持3～5 s 1分:经过努力能够抬起一条腿,保持时间不足3 s但能保持平衡 0分:不能够尝试此项活动或需要帮助以避免跌倒
总分	56分

　　说明:此表满分为56分。根据总分高低对患者的平衡功能进行分级,0～20分:平衡功能差,需坐轮椅;21～40分:有一定平衡能力,可在辅助下步行;41～56分:平衡功能较好,可独立行走。Berg平衡量表总分少于40分,则预示有跌倒的危险。

表 3-2　Fugl-Meyer 评定量表

运动功能评定		
部位	运动功能检查	评分标准
上肢（坐位）		
Ⅰ. 上肢反射活动	（1）肱二头肌腱反射 （2）肱三头肌腱反射	0分：不能引出反射活动 2分：能够引出反射活动
Ⅱ. 屈肌共同运动	（1）肩关节上提 （2）肩关节后缩 （3）外展（至少90°） （4）外旋 （5）肘关节屈曲 （6）前臂旋后	0分：完全不能进行 1分：部分完成 2分：无停顿充分完成
Ⅲ. 伸肌共同运动	（1）肩关节内收内旋 （2）肘关节伸展 （3）前臂旋前	0分：完全不能进行 1分：部分完成 2分：无停顿充分完成
Ⅳ. 伴有共同运动的活动	（1）手触腰椎	0分：没有明显活动 1分：手必须通过髂前上棘 2分：能顺利进行
	（2）肩关节屈曲90°（肘关节0°时）	0分：开始时手臂立即外展或肘关节屈曲 1分：肩关节外展及肘关节屈曲发生较晚 2分：能顺利充分进行
	（3）在肩关节0°、肘关节90°时前臂旋前或旋后	0分：在进行该活动时肩关节0°但肘关节不能保持90°或完全不能完成该动作 1分：肩关节正确位时能在一定范围内主动完成该动作 2分：完全旋前或旋后活动自如

Ⅴ．分离运动	(1) 肩关节外展 90°、肘关节 0°位时前臂旋前	0分：一开始时肘关节就屈曲、前臂偏离方向不能旋前 1分：可部分完成这个动作或者在活动时肘关节屈曲或前臂不能旋前 2分：顺利完成
	(2) 肩关节屈曲 90°～180°、肘关节 0°位时前臂旋前旋后	0分：开始时肘关节屈曲或肩关节外展发生 1分：在肩部屈曲时，肘关节屈曲，肩关节外展 2分：顺利完成
	(3) 在肩关节屈曲 30°～90°时，肘关节 0°位时前臂旋前或旋后	0分：前臂旋前或旋后完全不能进行或肩肘位不正确 1分：能在要求肢位时部分完成旋前旋后 2分：顺利完成
Ⅵ．正常反射活动（该阶段者要得 2 分那么患者在第 Ⅴ 阶段必须得 6 分）	(1) 肱二头肌腱反射	0分：2～3 个以上反射明显亢进 1分：1 个反射明显亢进或至少 2 个反射活跃 2分：反射活跃不超过 1 个并且无反射亢进
	(2) 指屈反射	
	(3) 肱三头肌腱反射	

腕		
Ⅶ．腕稳定性	(1) 肘关节 90°，肩关节 0°	0分：不能背屈腕关节达 15° 1分：可完成腕背屈，但不能抗阻 2分：有些轻微阻力仍可保持腕背屈
	(2) 肘关节 90°、肩关节 0°时关节屈伸腕	0分：不能随意运动 1分：不能在全关节范围内活动腕关节 2分：能平滑地不停顿地进行
	(3) 肘关节 0°、肩关节 30°	评分同(1)项
	(4) 肘关节 0°，肩关节 30°屈伸腕	评分同(2)项
	(5) 腕环行运动	0分：不能进行 1分：活动费力或不完全 2分：正常进行

(续表)

		手	
Ⅷ. 手运动	(1) 手指共同屈曲	0分:不能屈曲 1分:能屈曲但不充分 2分:(与健侧比较)能完全主动屈曲	
	(2) 手指共同伸展	0分:不能伸 1分:能放松主动屈曲的手指 2分:能充分主动的伸展	
	(3) 握力1:掌指关节伸展并且近端和远端指间关节屈曲,检测抗阻握力	0分:不能保持要求位置 1分:握力微弱 2分:能够抵抗相当大的阻力抓握	
	(4) 握力2:所有关节于0位时,拇指内收	0分:不能进行 1分:能用拇指捏住一张纸,但不能抵抗拉力 2分:可牢牢捏住纸	
	(5) 握力3:患者拇食指可夹住一支铅笔	评分方法同握力2	
	(6) 握力4:能握住一个圆筒物体	评分方法同握力2、3	
	(7) 握力5:抓握球形物体,如网球	评分方法同握力2、3、4	
Ⅸ. 手协调性与速度:指鼻试验(快速连续进行5次)	(1) 震颤	0分:明显震颤 1分:轻度震颤 2分:无震颤	
	(2) 辨距不良	0分:明显的或不规则辨距障碍 1分:轻度的规则的辨距障碍 2分:无辨距障碍	
	(3) 速度	0分:较健侧慢6 s 1分:较健侧慢2~5 s 2分:两侧差别少于2 s	

(续表)

下肢（仰卧位）		
Ⅰ．反射活动	（1）跟腱反射	0分：无反射活动
	（2）（髌）膝腱反射	2分：反射活动
Ⅱ．A. 屈肌共同运动	（1）髋关节屈曲	0分：不能进行
	（2）膝关节屈曲	1分：部分进行
	（3）踝关节背屈	2分：充分进行
Ⅱ．B. 伸肌共同运动（抗阻运动）	（1）髋关节伸展	0分：没有运动
	（2）髋关节内收	1分：微弱运动
	（3）膝关节伸展	2分：几乎与对侧相同
	（4）踝关节跖屈	
坐位		
Ⅲ．联合的共同运动	（1）膝关节屈曲大于90°	0分：无主动活动 1分：膝关节能从微伸位屈曲但不能超过90° 2分：膝关节屈曲大于90°
	（2）踝背屈	0分：不能主动背屈 1分：不完全主动屈曲 2分：正常背屈
站位		
Ⅳ．分离运动（髋关节0°）	（1）膝关节屈曲	0分：在髋关节伸展位不能屈膝 1分：髋关节不屈，膝能屈曲但不到90°或在进行时髋关节屈曲 2分：能自如运动
	（2）踝背屈	0分：不能主动活动 1分：能部分背屈 2分：能充分背屈
坐位		
Ⅴ．正常反射	（1）膝部屈肌	0分：2～3个反射明显亢进
	（2）膝腱反射	1分：1个反射亢进或2个反射活跃
	（3）跟腱反射	2分：不超过1个反射活跃

(续表)

仰卧位		
VI. 协调/速度: 跟膝胫试验(连续重复5次)	(1)震颤	0分:明显震颤 1分:轻度震颤 2分:无震颤
	(2)辨距障碍	0分:明显的不规则的辨距障碍 1分:轻度的规则的辨距障碍 2分:无辨距障碍
	(3)速度	0分:较健侧慢6 s 1分:较健侧慢2～5 s 2分:两侧差别少于2 s

平衡功能评定		
检查项目		**评分标准**
平衡反应	(1)无支撑坐位	0分:不能保持坐位 1分:能坐但不多于5 min 2分:能坚持坐位5 min以上
	(2)健侧"展翅"反应	0分:肩部无外展肘关节无伸展 1分:反应减弱 2分:正常反应
	(3)患侧"展翅"反应	评分同第(2)项
	(4)支撑站位	0分:不能站立 1分:他人完全支撑时可站立 2分:一个人稍给支撑时能站立1 min
	(5)无支撑站立	0分:不能站立 1分:不能站立1 min或身体摇晃 2分:能平衡站立1 min以上
	(6)健侧站立	0分:不能维持1～2 s 1分:平衡站稳达4～9 s 2分:平衡站立超过10 s
	(7)患侧站立	评分同第(6)项

四肢感觉功能评定		
检查项目	**检查部位**	**评分标准**
轻触觉	(1)上臂	0分:麻木,无感觉 1分:感觉过敏或感觉减退 2分:正常
	(2)手掌	
	(3)股部	
	(4)足底	

(续表)

本体感觉	（1）肩部	0分:没感觉 1分:4次回答中有3次是正确的,但与健侧比仍有相当的差别 2分:所有回答正确,两侧无差别
	（2）肘	
	（3）腕	
	（4）拇指	
	（5）膝关节	
	（6）踝关节	
	（7）趾关节	

关节活动功能评定		
检查部位	关节活动度检查	评分标准
肩关节	屈曲	运动积分 0分:只有几度活动度 1分:被动关节活动受限 2分:正常被动关节活动度 疼痛积分 0分:在关节活动范围内或整个活动过程中疼痛 1分:有些疼痛 2分:无疼
	外展90°	
	外旋	
	内旋	
肘关节	屈曲	
	伸展	
腕关节	屈曲	
	伸展	
指关节	屈曲	
	伸展	
前臂	旋前	
	旋后	
髋关节	屈曲	
	外展	
	外旋	
	内旋	
膝关节	屈曲	
	伸展	
踝关节	背屈	
	趾屈	
足	外翻	
	内翻	

说明:上肢:共33项,各项最高分为2分,共66分;下肢:共17项,各项最高分为2分,共34分。

表 3-3　Fugl-Meyer 运动功能评分的临床意义

运动评分	分级	临床意义
<50 分	I	严重运动障碍
50～84 分	II	明显运动障碍
85～95 分	III	中度运动障碍
96～99 分	IV	轻度运动障碍

（三）操作标准

操作前准备

（1）护士准备：着装整洁，修剪指甲，洗手，戴口罩。

（2）用物准备：治疗凳。

（3）环境准备：整洁明亮，安全，室温适宜，保护隐私。

（4）患者准备：向清醒患者及其家属解释操作的目的、重要性、方法、注意事项及配合要点，询问患者是否需要排便。

操作步骤

1. 坐位平衡训练

（1）坐位训练

① 核对患者，解释并取得合作。

② 操作者将患者置于头部、躯干直立，屈髋、屈膝体位，足踏地。让患者体会正确的坐姿，并保持这一姿势（静态平衡）。避免出现胸椎后凸、髋伸展、头颈偏向一侧的坐姿（图 3-1）。

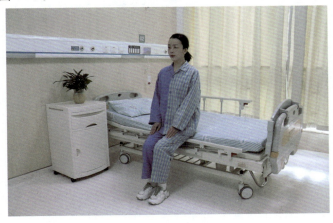

图 3-1　坐位训练：静态平衡

③ 待患者熟悉正确的坐姿后,操作者可将双手对置于躯干的腹侧、背侧,协助患者完成脊柱屈伸活动,以抑制躯干肌痉挛。

④ 指导患者向各个方向移动重心,并自己调整至原姿势(动态平衡)(图 3-2)。

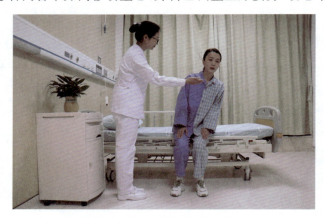

图 3-2　坐位训练:动态平衡

⑤ 向患侧移动重心:操作者可一手插入患侧腋下辅助患侧躯干伸展,另一手在健侧屈肌处诱导健侧躯干侧屈。

⑥ 向健侧移动重心:操作者一手于患侧肩部向下压,另一手用虎口在患侧侧屈肌上加压,使患侧躯干短缩。利用对其头部或肩胛带的辅助诱发患者头和胸廓的调正反应,将身体恢复为正常的坐位。

(2)坐位向前向后运动练习(详见床上运动)。

(3)坐位到站立位的准备训练(图 3-3)。

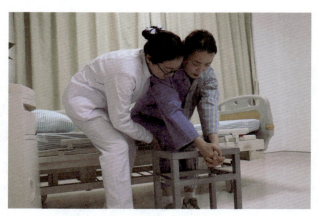

图 3-3　坐位到站位的准备训练

安全、省力的站起、坐下是正常功能性步行的重要组成部分。未经训练的患者常见的障碍有重心不能充分前移、重心偏向健侧的不对称站起,从而以不正确的姿势站立,对将来的行走模式会产生不利影响。

① 准备训练时,在患者前方放置一个治疗凳(治疗凳的距离以患者双手置于其上时,能伸直肘关节,头向前超过足为宜)。

② 患者叉握双手置于治疗凳上。

③ 操作者位于患者患侧的手将患膝向前拉,另一只手于健侧大转子处协助患者抬起臀部。

④ 为防止患者躯干前伸不充分,操作者可用肩部抵住患者的肩胛骨。

⑤ 待患者能力提高后,去除治疗凳,指导患者叉握双手向前伸直或双上肢向前摆动。

2. 站立平衡训练

(1)站立位训练。

① 髋关节伸展训练。

■ 仰卧位:患腿置于床边,患足踩地,练习小范围的髋关节伸展。训练中保持下肢对线正确,髋关节没有过分外展或内旋。

■ 站立位:双足均匀负重,练习髋关节伸展。

② 防止膝关节屈曲。

早期可使用支具帮助控制膝关节,保持膝关节伸直。如有患侧忽略的患者,早期可使用伸膝夹板,待患者能力有所提高时即不再使用支具。

③ 诱发股四头肌收缩。

■ 患者取坐位,患侧下肢置于治疗床上,膝关节伸直位,练习收缩股四头肌,根据个体差异保持一定的时间,然后放松。患者可通过观察髌骨的移动来感受股四头肌的收缩。

■ 患者取坐位,操作者将患膝置于伸直位(图 3-4),然后将手移开,嘱患者保持患膝伸直或让其慢慢下落。

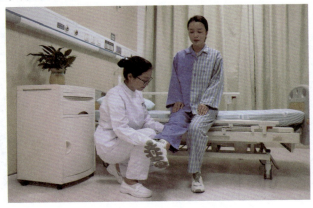

图 3-4　诱发股四头肌收缩患膝置于伸直位

④ 重心转移时调整姿势。

■ 患者取站立位,双足分开 10 cm 左右,指导患者抬头看天花板。

■ 患者取站立位,指导患者转头和躯干向后看,然后回到中立位,再从另一侧转向后看。

■ 患者取站立位,手分别伸向前方、侧方及后方并触及目标物。

■ 患者取站立位,患侧下肢负重,指导患者用健腿向前迈一步,回到中立位,再向后退一步,回到中立位(图 3-5)。

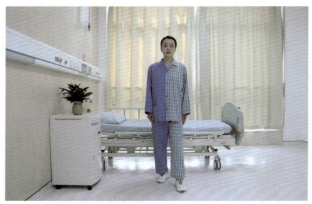

图 3-5　重心转移时调整姿势

■ 患者靠墙站立,双足分开 10 cm 左右,双手 Bobath 握手向前伸,指导患者做重心前后转移的动作。重心后移时,指导患者双踝背伸。

(2) 患腿负重的站立位训练。

患腿负重平衡不佳或对患腿负重信心不足会导致步行时出现健腿不敢迈步、患腿支撑相短、步幅不对称等异常步态。患腿负重的训练对于正常步行有显著意义,同时有利于改善感觉和促进肌张力恢复正常。

① 指导患者将重心保持在患侧,健腿进行前后、侧方迈步或健腿上下台阶的活动(图 3-6、图 3-7)。

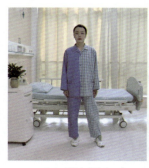
(a) 侧方迈步

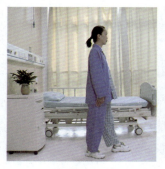
(b) 前方迈步

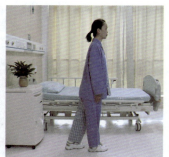
(c) 后方迈步

图 3-6　患腿负重的站立位训练

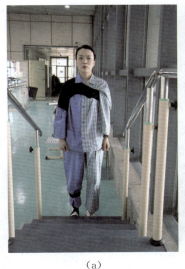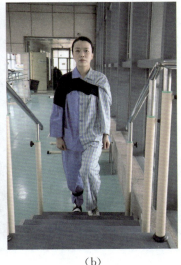

（a）　　　　　　　　　　　（b）

图 3-7　患腿负重的站立位训练：健腿上下台阶

② 在移动健腿时勿使重心立即转移到健侧，健腿的移动宜缓慢、平稳。

③ 操作者站于患者身后，指导患者向后倾斜骨盆促进髋关节伸展及防止膝关节过伸。

（3）增强前庭功能训练。

① 患者双足并拢（必要时双手或单手扶墙保持平衡），左右转头。

② 单手或双手不扶墙站立，时间逐渐延长并保持平衡。

③ 患者练习在行走过程中转头。

④ 患者双足分立，直视前方目标，通过逐渐缩短双足间距离使支持面变窄。上肢前臂先伸展，然后放置于体侧，再交叉于胸前。双眼先断续闭合，然后闭眼且时间逐渐延长（图 3-8）。

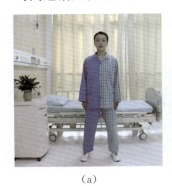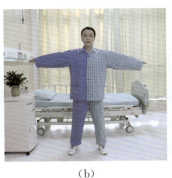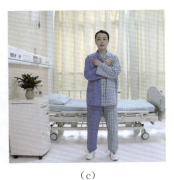

（a）　　　　　　　　　　（b）　　　　　　　　　　（c）

图 3-8　增强前庭功能训练

（4）踝调节训练。

① 患者小范围向前、向后、向侧方的摆动中保持身体直立，且不屈髋、屈膝。

② 分别在睁眼和闭眼时患侧下肢单腿平地站立 30 s。

③ 睁眼和闭眼时患侧下肢单腿枕头上站立。

④ 也可采用患侧下肢单腿站立时健侧下肢晃动的方法（先屈曲、伸展，后外展、内收；逐渐增加晃动的速度和范围）（图 3-9）。

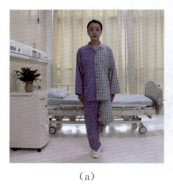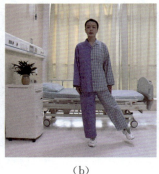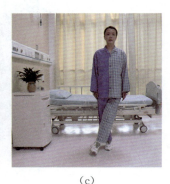

（a）　　　　　　　　（b）　　　　　　　　（c）

图 3-9　踝调节训练

3. 协调训练

（1）卧位开始：患者均应从卧位训练开始，待熟练后再在坐位、站立位、步行中进行训练。

（2）简单动作开始：从简单的单侧动作开始，逐步过渡到比较复杂的动作。最初几天的简单运动为上肢、下肢和头部单一轴心方向的运动，然后逐渐过渡到多轴心方向。

（3）复杂的动作包括：双侧上肢（或下肢）同时动作、上下肢同时动作、上下肢交替做动作、两侧肢体做互不相关的动作等。

（4）大动作开始：先做容易完成的大范围、快速的动作，熟练后再做小范围、缓慢动作的训练。上肢和手的协调训练应从动作的正确性、反应速度快慢、动作节律性等方面进行。下肢协调训练主要采用下肢各方向的运动和各种正确的行走步态训练。

（5）睁眼练习开始：先睁眼练习，后闭眼训练。两侧程度不等时先从轻侧开始。

（四）专科效果评价

（1）患者舒适、安全。

（2）患者掌握训练要点，平衡能力逐步提升。

（3）训练过程中未出现跌倒等意外事件。

（五）注意事项

（1）训练顺序：由易到难。支撑面从稳定到不稳定，逐步缩减支撑面积。训练体位从卧位、坐位到立位，逐渐提高重心。动作从简单到复杂，在保持稳定性的前提下逐步增加头和躯干运动。从睁眼训练过渡到闭眼训练。

（2）训练强度：由低到高。训练时间开始较短，逐渐延长，并根据患者的疲劳程度调节。训练频度由少到多。

（3）从静态平衡训练到动态平衡训练：从静态平衡（Ⅰ级平衡）开始，逐渐过渡到自动动态平衡（Ⅱ级平衡）、他动动态平衡（Ⅲ级平衡）。

（4）平衡与协调训练风险性较高，需在治疗师下达延伸训练后护理人员方可执行。需正确示范次数、频率并在无痛的范围内进行。

四、床椅转移技术

床椅转移技术是协助患者从床上转移到靠背椅上或从椅上转移到床上的过程。此项技术涉及体位由卧位到坐位、坐位到立位的改变,是提高偏瘫患者生活自理能力及社会活动参与能力的一项康复技术。

(一)实施目的

(1)协助偏瘫患者更换体位,减少压力性损伤、坠积性肺炎等并发症的发生。
(2)扩大患者的活动范围,提高患者的生活自理能力及生活质量。

(二)专科评估

1. 全身评估

评估患者意识状态及配合程度、肢体活动能力、肌力及肌张力情况、坐位平衡、自理能力、心理状态、皮肤情况、体重、生命体征,尤其是血压的变化。

2. 局部评估

评估患者有无伤口、各种管路、骨折外固定等。

3. 提示

对于生命体征平稳且完成相关动作的关键肌肌力达到Ⅱ级以上者,可进行此项操作。对于严重认知功能障碍不能配合者、疾病危重期血流动力学不稳定者、偏瘫合并其他部位骨折者谨慎选择。

4. 专科用物、仪器设备、器具的选择

靠背椅。

5. 评估工具

改良 Barthel 指数评定量表(表 4-1)、徒手肌力检查分级标准、人体关节活动度评定表(表 4-2)、徒手平衡功能评定表。

表 4-1 改良 Barthel 指数评定量表

科室:		床号:	姓名:	住院号:				
项目	分数	评定标准	评估日期					
进食	10	可独立进食	10	10	10	10	10
	5	需要部分帮助	5	5	5	5	5
	0	需极大帮助或完全依赖他人,或留置胃管	0	0	0	0	0
洗澡	5	准备好洗澡水后,可自己独立完成洗澡过程	5	5	5	5	5
	0	洗澡过程中需他人帮助	0	0	0	0	0
个人卫生	5	靠自己独立完成洗脸、刷牙、梳头、刮脸等	5	5	5	5	5
	0	需他人帮助	0	0	0	0	0
穿衣	10	可以独立完成穿(脱)衣服、系扣子、拉拉链、穿(脱)鞋袜、系鞋带等	10	10	10	10	10
	5	需部分协助	5	5	5	5	5
	0	需极大帮助或完全依赖他人	0	0	0	0	0
大便控制	10	可控制大便	10	10	10	10	10
	5	偶尔失控,或需要他人提示	5	5	5	5	5
	0	完全失控	0	0	0	0	0
小便控制	10	可控制小便	10	10	10	10	10
	5	偶尔失控,或需要他人提示	5	5	5	5	5
	0	完全失控,或留置导尿管	0	0	0	0	0
如厕	10	可独立完成去厕所、解开衣裤、擦净、整理衣裤、冲水等过程	10	10	10	10	10
	5	需部分帮助	5	5	5	5	5
	0	需极大帮助或完全依赖他人	0	0	0	0	0
床椅转移	15	可独立完成床椅转移	15	15	15	15	15
	10	需要部分帮助	10	10	10	10	10
	5	需极大帮助	5	5	5	5	5
	0	完全依赖他人	0	0	0	0	0

	15	可独立在平地上行走 45 m	15	15	15	15	15
平地行走45 m	10	需要部分帮助	10	10	10	10	10
	5	需极大帮助	5	5	5	5	5
	0	完全依赖他人	0	0	0	0	0
上下楼梯	10	可独立上下楼梯	10	10	10	10	10
	5	需要部分帮助	5	5	5	5	5
	0	需极大帮助或完全依赖他人	0	0	0	0	0
总分							
评定者							

说明：轻度依赖：61～99 分；中度依赖：41～60 分；重度依赖：0～40 分；总分＜60 分，需要协助完成日常生活。

表 4-2　人体主要关节活动度评定表（单位：°）

左侧		关节	运动	右侧	
AROM	PROM			AROM	PROM
		髋关节	屈曲		
			伸展		
			外展		
			内收		
			外旋		
			内旋		
		膝关节	屈曲		
			伸展		
		踝关节	背伸		
			跖屈		

说明：因痉挛而活动受限者在角度后加"S"；因疼痛而活动受限者在角度后加"P"；两侧对称正常可以"N"表示。

（三）操作标准

操作前准备

（1）护士准备：着装整洁，修剪指甲，洗手，戴口罩。护士与患者体能评估。

（2）用物准备：靠背椅。

（3）环境准备：整洁明亮、安全、室温适宜，保护隐私。

（4）患者准备：向清醒患者及其家属解释操作的目的、重要性、方法、注意事项及配合要点，询问患者是否需要排便。

操作步骤

1. 床上卧位到坐位

（1）核对患者，解释并取得合作。

（2）拉下近侧床栏，松开床尾盖被。

（3）嘱患者健侧下肢屈曲。

（4）指导患者 Bobath 握手，交叉的双手伸直举向上方，做左右摆动，借助摆动的惯性，使双上肢和躯干一起翻向患侧（图 4-1）。

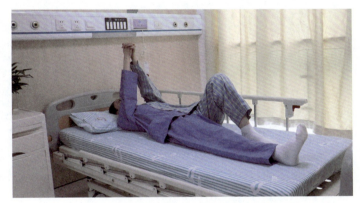

图 4-1　床上卧位到坐位：Bobath 握手，双手举向上方

（5）健足自患侧膝部下滑至足部将患足移至床沿（图 4-2）。

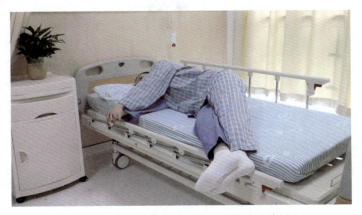

图 4-2　床上卧位到坐位：将患足移至床沿

（6）健侧手支撑床面，协助坐起。

2. 床上坐位到座椅转移

（1）嘱患者健手撑床，左右移动身体将双足伸至地面。

（2）保持坐位平衡，协助穿鞋。

（3）患者健腿稍向前，患腿在后。

（4）指导患者 Bobath 握手，十指交叉上抬，使双上肢绕过操作者头颈部，抱住操作者的肩膀，下颌靠在操作者肩膀上（图4-3）。

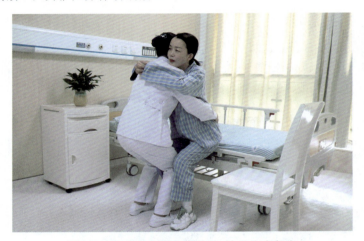

图4-3　床上坐位到座椅转移：协助患者起身

（5）操作者双下肢屈曲，注意固定患者患膝，双手抱住患者腰臀部，协助其站立，患者转身坐向座椅，保持坐位平衡（图4-4）。

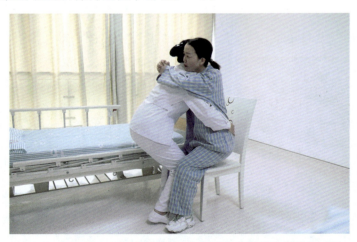

图4-4　床上坐位到座椅转移：协助患者转身坐向座椅

3. 座椅到床上卧位转移

（1）患者健腿稍向前，患腿在后。

（2）指导患者 Bobath 握手，绕过操作者头颈部，抱住肩膀，下颌靠在操作者肩膀上。

（3）操作者双下肢屈曲，注意固定患者患膝，双手抱住患者腰臀部，协助站起、转身坐向床面。

（4）嘱患者健侧手支撑床面，健足钩住患足，卧于床上。

（5）保持患侧肢体良肢位，整理床单位。

（6）整理用物，洗手。

（四）专科效果评价

（1）患者安全、舒适。

（2）掌握床椅转移相关要点。体现患者的自我护理，依据肢体运动能力完成训练。

（3）床椅转移过程中有效保护皮肤及各类管路，无跌倒、坠床发生。

（4）患者未发生体位性低血压、关节损伤、关节脱位等并发症。

（五）注意事项

1. 沟通与配合

（1）操作前向患者及其家属解释此项训练的目的及必要性，以取得患者配合；操作中认真听取患者主诉，保证患者安全。

（2）早期应指导患者使用靠背床或摇床，通过逐步增加靠背角度来训练患者逐步坐起，以预防操作过程中体位性低血压的发生。

（3）指导患者及操作者采用较大的支撑面站立，以保证转移动作的稳定性。

2. 转移训练注意事项

（1）转移前。

指导患者穿合适的鞋、袜、裤子，谨防跌倒。用物设施安全稳固。

（2）转移中。

① 向患者分步解释转移动作的顺序及要求，指导并鼓励患者尽可能发挥自己的主动力量。操作者动作应协调、轻稳，不可强行拖、拉、拽。

② 床和椅尽可能靠近，两者的高度尽量在同一水平线上。

③ 操作者应立于患者的正面或患侧,将患腿置于操作者双膝之间予以稳固支撑,防止患膝控制不稳。

④ 病情及肌力允许的情况下,尽量让患者独立完成转移,被动转移应作为最后选择的转移方法。

(3) 转移后。

注意观察全身皮肤及肢体血运情况,保持患侧肢体良肢位。

五、 步行训练

通过学习或重新学习,患者可自己独立行走或利用不同步行辅助装置进行步行能力的练习。借助助行器步行训练具体方法(详见助行器使用训练技术)。

(一) 实施目的

改善脑损伤患者行走能力,促进患者早日回归社会,改善生活质量。

(二) 专科评估

1. 全身评估

评估患者意识状态及配合程度、肢体活动能力、肌力及肌张力情况、肢体平衡能力、心理状态与预期等。

2. 局部评估

评估患者有无伤口、各种管路、骨折外固定等。

3. 提示

对于站立平衡功能严重障碍、下肢骨折未愈合、关节不稳者禁止此项训练。

4. 专科用物、仪器设备、器具的选择

助行器。

(三) 操作标准

操作前准备

(1)护士准备:着装整洁,修剪指甲,洗手,戴口罩。

（2）用物准备：助行器。

（3）环境准备：环境安静、安全、无障碍，地面干燥。

（4）患者准备：向清醒患者及其家属解释操作的目的、重要性、方法、注意事项及配合要点，询问患者是否需要排便。

操作步骤

1. 站立期

（1）训练整个站立期伸髋。

① 卧位：抬患侧臀部以诱发髋伸肌活动。

② 立位：正确对线，练习用健腿向前及向后迈步，并保持伸髋。

（2）训练膝控制。

① 坐位，伸膝，通过 0～15° 屈伸练习股四头肌离心和向心收缩或通过保持膝关节伸展练习股四头肌等长收缩（图 5-1）。

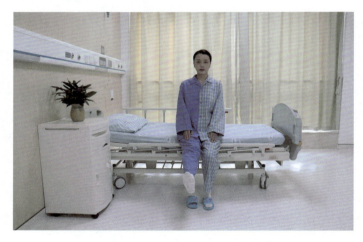

图 5-1　训练膝控制：练习股四头肌收缩

② 操作者从足跟部向膝部给予强有力的压力，使股四头肌发生收缩以防止屈膝。

③ 立位，患肢负重，健腿向前、向后迈步，练习将重心在健腿和患腿之间转移（图 5-2）。

④ 用健腿迈上和迈下 8 cm 高的台阶，保证迈健腿时患髋始终伸展。

⑤ 患腿踏在台阶上，用健腿前移重心并迈上台阶，再迈下来，然后过渡到迈过台阶。

（3）训练骨盆水平侧移。

① 立位，髋在踝前，练习将重心从一脚移至另一脚，操作者用手控制其骨盆移

动,其移动范围在 2.5 cm 左右。

② 练习侧行,先将重心移到健腿,再迈患腿,然后健腿合拢,再迈下一步。

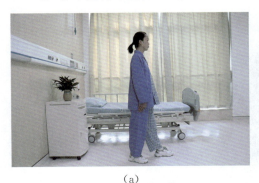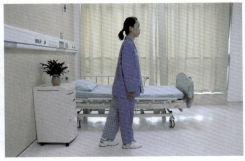

（a） （b）

图 5-2 训练膝控制:重心转移练习

2. 摆动期

（1）训练摆动初期屈膝。

① 俯卧位,操作者协助患者屈膝小于 90°,通过小范围屈伸膝活动来练习屈肌群的离心和向心收缩。

② 立位,操作者协助患者微屈膝,指导其练习离心和向心收缩控制。用患腿向前迈步,操作者帮助其控制最初的屈膝。练习向后退,操作者指导屈膝及足背伸。

（2）训练足跟着地时伸膝和足背屈。

用健腿站立,操作者将患腿置于伸膝和足背屈位;患者身体前移,使其重心移至足跟处（图 5-3）。

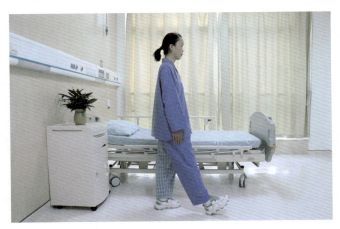

图 5-3 训练足跟着地时伸膝和足背屈

3. 行走练习

（1）先用健腿迈步，操作者站在患者身后并在其双上臂处辅助其保持稳定（图5-4）。

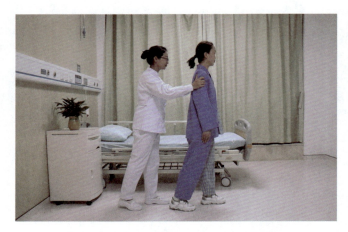

图 5-4　行走练习（操作者在患者身后辅助）

（2）患腿迈步初期，操作者可用自己的腿来指导患者的腿前移。操作者可给予一定口令，让患者有节奏地行走。

（3）操作中观察分析患者的对线情况，找出问题，及时调整其行走的姿势。

（四）专科效果评价

（1）患者安全、舒适。

（2）患者及其家属掌握训练配合要点。

（3）训练过程中患者未发生跌倒等意外事件。

（五）注意事项

（1）步行训练时应注意患者的血压变化。

（2）步行训练时，需提供安全、无障碍的环境。衣着长度不可及地，以防绊倒。穿着合适的鞋及袜，鞋带需系牢，不宜赤足练习行走，以防摔倒。

（3）步行训练不应过早进行，宜在患者的站立平衡、重心转移及对患侧髋、膝、踝控制能力提高之后开始练习，这样有利于患者以正常的步态行走。

（4）训练坚持循序渐进的原则，后期可增加训练难度，如指导患者跨过不同高度的物体、行走的同时做其他活动、改变行走速度等。

（5）为患者制订家庭训练计划，合理使用矫形器和辅助设备。

六、日常生活活动能力训练技术

日常生活活动是指人们为维持独立生活而每天必须反复进行的、最基本的一系列具有共性的动作,即衣、食、住、行、个人卫生等日常生活活动。日常生活活动能力训练是将每一项日常生活能力活动分解成若干个动作成分,进行有针对性的指导,然后再组合成一个完整的动作,并在生活实践中加以运用,使患者最大限度地发挥潜能,达到生活自理或减少协助的目的。

(一) 实施目的

(1) 选择日常生活所必需的自我照顾的作业活动,提高患者日常生活活动能力,将生活依赖降到最低限度。

(2) 通过代偿手段维持和改进患者的 ADL 能力,改善患者躯体功能的灵活性、协调性,增加活动能力。

(3) 提高患者生活质量,促进患者早日回归家庭和社会。

(二) 专科评估

1. 全身评估

评估患者意识状态及配合程度、病情、生命体征、肢体活动能力、肌力及肌张力情况、自理能力、站位坐位平衡能力、活动耐力、心理状态、皮肤情况等。

2. 局部评估

评估患者关节活动度(有无挛缩、僵硬、疼痛),有无伤口敷料、各种管路、骨折外固定等。

3. 提示

根据患者病情选择合适的训练项目,对于身体极度虚弱或眩晕者、严重认知障碍不能配合者、疾病危重期血流动力学不稳定者、偏瘫合并其他部位骨折者应谨慎选择。

4. 专科用物、仪器设备、器具的选择

拐杖、手杖。

（三）操作标准

操作前准备

（1）护士准备：衣帽整洁，修剪指甲，洗手，戴口罩。

（2）用物准备：枕头、梳子、漱口杯2个、牙刷、牙膏、剃须刀（最好是电动的）、毛巾2条、准备好的食物、勺子、纸巾、上衣、裤子、袜子、拐杖、轮椅、菜、肉、蛋、餐具、菜板、扫把、簸箕、拖把等。

（3）环境准备：整洁，明亮，安全，温湿度适宜，保护隐私。

（4）患者准备：向患者及其家属解释操作的目的、重要性、方法、注意事项及配合要点，询问患者是否需要排便。

操作步骤

1. 修饰训练

（1）备齐用物携至床旁，核对患者，解释并取得合作。

（2）拉下近侧床栏，盖被三折于床尾。

（3）检查患者导管等情况，妥善固定导管。

（4）指导患者Bobath握手，交叉的双手伸直举向健侧带动上半身倾向健侧，患侧肩胛下至上肢垫一枕头，协助患者取坐位，放置餐板。

梳头：指导患者患手持带有多功能固定带的梳子，用健侧手臂带动患侧手臂上举完成梳头的操作（图6-1）。

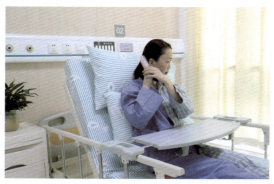

图6-1　梳头

漱口:面颊下垫毛巾,健侧上肢辅助患侧上肢拿杯子,将水送入口中,清洁口腔(图 6-2)。

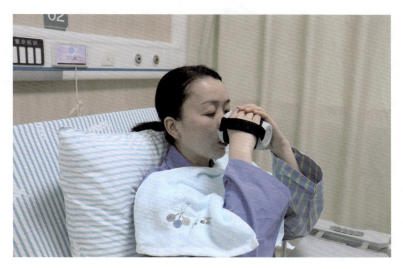

图 6-2　漱口

刷牙:将牙刷放在湿毛巾或防滑垫上固定,健手打开牙膏盖,将牙膏挤到牙刷上(图 6-3),健手拿起牙刷刷牙(图 6-4,若患侧手有一定力量尽量使用患手刷牙),放下牙刷,漱口。

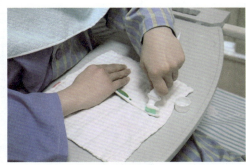

图 6-3　挤牙膏

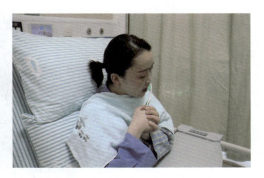

图 6-4　刷牙

剃须:指导患者患手握改良版剃须刀,用健侧手臂带动患侧手臂上举完成剃须。

洗脸:将毛巾平摊在餐板上,用健侧手辅助患侧手完成面部、手的清洗(图 6-5)。

(5)检查洗漱、修饰是否达到清洁、整洁。

(6)安置舒适体位,整理床单位。

(7)清理用物,洗手,记录。

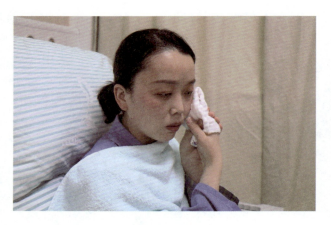

图 6-5　洗脸

2. 自我进食训练

（1）备齐用物并携至床旁，核对患者，解释并取得合作。

（2）拉下近侧床栏，盖被三折于床尾。

（3）检查患者导管等情况，妥善固定导管。

（4）指导患者 Bobath 握手，交叉的双手伸直举向健侧带动上半身倾向健侧，患侧肩胛下至上肢垫一枕头，协助患者取坐位，放置餐板。

（5）将装有食物的碗固定在餐板上，食物颗粒大小、温度适宜。

（6）指导患者患手使用助食餐具，健侧上肢辅助患侧上肢，将食物送至口中（图 6-6），健侧手用纸巾进行面部擦嘴动作。

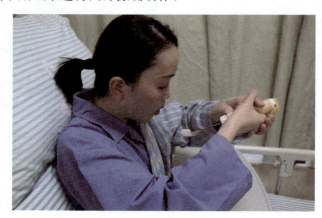

图 6-6　进食

（7）观察患者进食有无呛咳，进食量是否充足，口腔有无残留。

（8）进食完毕安置舒适体位，整理床单位。

（9）清理用物，洗手，记录。

3. 如厕训练（乘轮椅）

（1）备齐用物携至床旁，核对患者，解释并取得合作。

（2）按照床椅转移法（详见床椅转移技术）协助患者正确转移至轮椅上。

（3）轮椅至坐便器或坐便器至轮椅的移动动作：常用的方法有2种，可以根据患者的躯体功能情况及厕所的环境选择。偏瘫患者的驱动轮椅一般为普通轮椅，患者用健手转动手轮，健脚踏于地面，手脚协调运动向前驱动轮椅。

方法1 驱动轮椅，直对坐便器停住，拉紧手刹→健脚翻开脚踏板，健手辅助患侧下肢移下脚踏板，健腿向前迈一小步→手扶轮椅扶手或按照坐位至立位的起立方法起立（图6-7）。

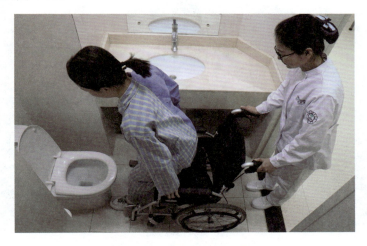

图6-7 如厕训练（乘轮椅）

方法2 驱动轮椅，斜向坐便器停住，拉紧手刹→健脚翻开脚踏板，健手辅助患侧下肢移下脚踏板，健腿向前迈一小步→健手扶住固定于墙壁的垂直扶手起立。

（4）健手将裤子从臀部脱到大腿中部，身体前倾，借助扶手，以健侧下肢为中心旋转身体坐向坐便器。

（5）便后臀部稍向前移，健手拿纸从前方擦拭。

（6）健手握坐便器扶手站起，健手提裤子（可将身体倚靠在固定于墙壁的扶手）。

（7）健手握坐便扶手，健腿向后退一小步，旋转身体，健手冲厕。

（8）健手握坐便扶手，健腿向后退一小步，身体前倾，坐回轮椅。

（9）健脚打开轮椅踏板，辅助患脚放在脚踏板上，松开手刹。

（10）协助患者卧于床上，查看皮肤、敷料、导管等情况。

（11）训练毕安置舒适体位，整理床单位。

（12）清理用物，洗手，记录。

4. 穿衣、裤、鞋、袜训练

（1）备齐用物，并携至床旁，核对患者，解释并取得合作。

（2）拉下近侧床栏，盖被三折于床尾，妥善固定导管。

（3）患者健腿钩住患足，将患足移至床沿，并利用健手反复握拳撑床，将上半身移至床边，使患者坐于床边，保持坐位平衡。

① 穿上衣：先穿患侧，后穿健侧。将衣服的袖筒夹在患者的两腿之间，嘱患者双手交叉，利用健侧手将患侧手臂放入袖筒内，按照手—肘—肩的顺序穿上患侧肢体（图 6-8），再穿健侧（图 6-9），扣纽扣（图 6-10），整理衣服。

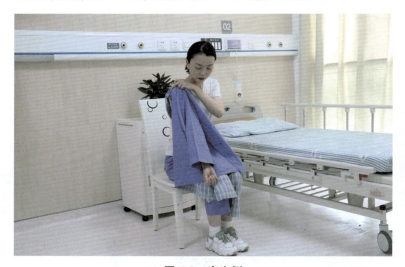

图 6-8　穿患侧

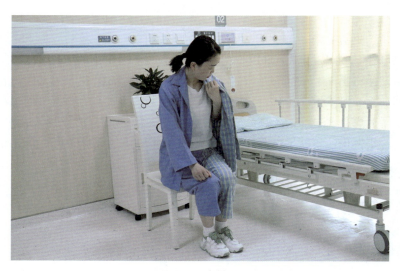

图 6-9　穿健侧

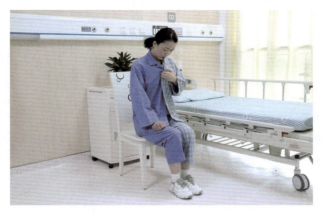

图 6-10　扣纽扣

　　② 穿裤子、鞋、袜：用健侧手从患侧腘窝处将患腿抬起置于健腿上，健手放入裤筒内穿上患侧腿（图 6-11），用健手为患足穿袜或鞋（图 6-12），放下患腿，再依次穿好健侧裤筒、袜和鞋，在协助下取站立位，将裤子提上，最后坐下整理衣裤。

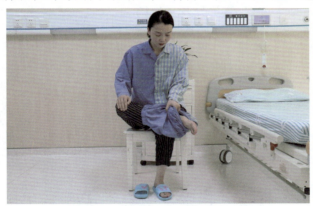

图 6-11　穿裤子

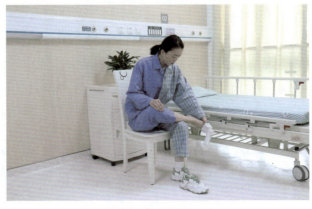

图 6-12　穿袜子

③ 脱上衣：患者坐于座位上，用健侧手解开纽扣，将患侧衣领拉置肩部以下，先脱健侧再脱患侧。

④ 脱裤子、鞋、袜：患者先在座位上松开裤带，由操作者协助患者站起，站起时裤子自然落下，用健侧手将裤子拉至膝部，操作者协助患者坐下后将裤子、袜子脱掉（先脱健侧，再脱患侧）。

（4）查看皮肤、敷料、导管等情况。

（5）训练毕安置舒适体位，整理床单位。

（6）处理用物，洗手，记录。

5. 行走、上下楼梯训练

（1）行走训练：详见步行训练。

（2）上楼梯训练。

① 备齐用物，并携至床旁，核对患者，解释并取得合作。

② 拉下近侧床栏，盖被三折于床尾，妥善固定导管。

③ 协助患者站于床边，双足分开与肩同宽，双髋位于双踝之上。双肩位于双髋正上方，头平衡于水平的双肩上，保持站位平衡。

④ 患者用健手扶住扶手，并将重心转移到患腿上。

⑤ 健足迈上台阶，操作者帮助患者患腿向前（图 6-13）。

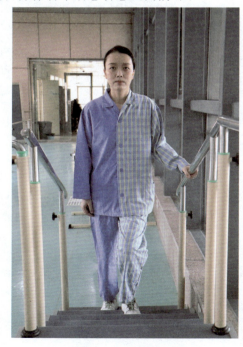

图 6-13　上楼梯训练

⑥ 当患者将重心前移至前面的健足上时,操作者的手可移至患者患侧小腿前面,帮助将患者患足放在第二个台阶上。

⑦ 随着功能的好转,可逐渐减少辅助,最终患者能独立上楼梯。

⑧ 协助患者卧于床上,查看皮肤、敷料、导管等情况。

⑨ 训练毕安置舒适体位,整理床单位。

⑩ 清理用物,洗手,记录。

(3)下楼梯训练。

① 备齐用物,并携至床旁,核对患者,解释并取得合作。

② 拉下近侧床栏,盖被三折于床尾,妥善固定导管。

③ 协助患者站于床边,双足分开与肩同宽,双髋位于双踝之上。双肩位于双髋正上方,头平衡于水平的双肩上,保持站位平衡。

④ 患者用健手扶住扶手,将重心转移至患腿上。

⑤ 先用健腿下楼梯。操作者应注意控制患腿膝部,使其向前,重心转移至健腿上。

⑥ 当患者用患腿下楼梯时,操作者用手制止其患腿内收。

⑦ 协助患者卧于床上,查看皮肤、敷料、导管等情况。

⑧ 安置舒适体位,整理床单位。

⑨ 清理用物,洗手,记录。

(4)利用手杖上楼梯的方法(图 6-14)。

① 患者健手持杖,重心向患腿转移。

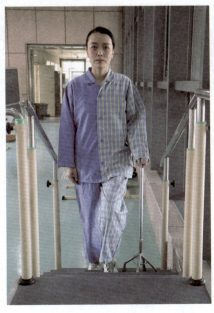

图 6-14　利用手杖上楼梯的方法

② 手杖和健足先放在上级台阶上,伸直健腿。

③ 患腿膝屈曲迈上台阶。注意患侧骨盆不要上抬。

(5) 利用手杖下楼梯的方法。

① 健手持杖,重心向健腿转移,手杖和患足先放在下一阶台阶上。

② 重心向患腿转移,健腿迈下台阶。患足迈下时注意防止患腿内收。

6. 家务指导

(1) 根据功能评定、需求评定及活动分析结果,选择合适的家务活动项目。

(2) 准备合适的场地、用具及材料。

(3) 说明活动的目的、意义、方法,演示操作方法和步骤。

(4) 进行家务活动训练。

① 切菜:将菜板置于防滑垫上,在菜板上用不锈钢钉固定肉、菜或食物,单手进行切菜作业练习(图 6-15)。

② 打鸡蛋:用手掌轻轻抓住鸡蛋,轻碰其中心部位打破它,用食指和拇指将蛋壳分开。

③ 扫地:健手持扫把扫地,用患臂和躯干夹住簸箕的把手,再用健手持扫帚将垃圾扫入簸箕(图 6-16)。

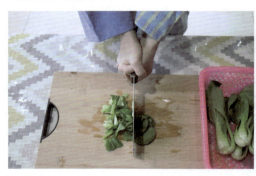 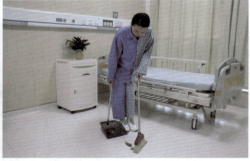

图 6-15　切菜　　　　　　　　　　　图 6-16　扫地

④ 拖地:先把拖把杆固定在患臂下面,然后用健手转动拖把拧干,再用健手持拖把慢慢拖地。

(5) 活动过程中,操作者进行评定、指导和反馈,必要时提供辅助用具或给予帮助。

(6) 结束家务活动后,及时清理场地及工具。

(7) 进行反馈总结。

(四) 专科效果评价

(1) 关爱患者,有效沟通,患者安全、舒适、满意。

（2）操作熟练,动作规范,根据患者的情况,制订个体化训练方案。

（3）详细交代注意事项,及时给予鼓励。

（4）患者掌握操作要领,能将技能用于日常生活中。

（五）注意事项

1. 患者教育与配合

（1）操作前向患者及其家属解释训练的要求和目的,消除患者紧张、对抗心理,取得配合。

（2）检查患者有无关节僵硬及挛缩,询问患者有无疼痛,有引流管者应先固定好导管,以防滑脱。

2. 日常生活活动能力训练注意事项

（1）训练前做好各项准备,以防训练中断、污染器具等情况。

（2）循序渐进的训练原则:训练时应从易到难,循序渐进,可将动作分解为若干个细小的动作,反复练习。

（3）操作时注意患者的安全防护,操作者应站患者身边,以防发生意外。

（4）训练时给患者充足的时间和必要的指导:操作者要有耐心及爱心,根据患者实际情况给予个体化指导。

（5）加强心理护理:对患者的每一个微小进步给予恰当的肯定和赞扬,从而增强患者的信心。

（6）及时调整训练难度及强度:训练后观察患者的精神状态和身体状况,避免过度疲劳。

（7）患者的衣裤应选择宽松的,纽扣可用魔术贴替代,不穿带拉链的衣服,鞋不要太硬或过重,建议穿松紧鞋。

（8）提供安全、无障碍的环境(如防滑地板等)及减少不必要的困扰;衣着长度不可及地,以防绊倒;需要借助于辅助具时,要选择适当、特制的辅助工具。

七、 轮椅选择与使用

轮椅是常用的代步工具,用以提高使用者的独立性,扩大生活范围。轮椅有多种类型,按驱动方式分为普通轮椅和电动轮椅。轮椅附件包括轮椅桌、各种垫类、座位及座位系统、外展阻块等。

（一）实施目的

根据乘坐者的病情、功能障碍类型、运动、感觉、认知功能以及对使用轮椅的态度、身材、转移能力、生活方式等,指导患者及其家属选择合适的轮椅。

（二）专科评估

1. 全身评估

评估患者意识状态、认知障碍程度、运动、感觉、对使用轮椅的态度、能力等。

2. 局部评估

评估患者肢体活动度、手功能情况。查看有无伤口、管路、骨折外固定等。

3. 提示

严重的臀部压力性损伤或骨盆骨折未愈合者不宜选用坐式轮椅。缺乏足够视力、判断力和运动控制能力者不宜选用电动轮椅。

4. 专科用物、仪器设备、器具的选择

测量用坐椅、皮尺等。

（三）选择轮椅的方法和步骤

1. 开具轮椅处方

患者坐在测量用坐椅上，髋关节和膝关节屈曲 90°，足底着地，有支具者要穿戴支具，轮椅处方主要包括下列参数测量与记录：

（1）座席高度：测量腘窝至地面的高度，一般为 45～50 cm。

（2）座席宽度：测量坐位时两侧臀部最宽处的距离，在此基础上加 5 cm，一般为 40～46 cm。

（3）座席深度：测量臀部向后最突出处至小腿腓肠肌间的水平距离，在此基础上减 5 cm，一般为 41～43 cm。

（4）扶手高度：测量在上臂自然下垂肘关节屈曲 90°时肘下缘至椅面的距离，在此基础上加 2.5 cm，即为扶手的高度，一般为 22.5～25 cm。有坐垫者还应加上坐垫高度。

（5）靠背高度：低靠背的高度通常根据从座椅面到腋窝的实际距离，在此基础上减去 10 cm。高靠背的高度是从座椅面到肩部或后枕部的实际高度。

（6）脚踏板高度：一般应与地面至少保持 5 cm 的距离。

（7）轮椅全高：从手推把上缘至地面的高度，一般为 93 cm。

2. 轮椅类型以及特殊部件的选用

（1）双侧上肢无力但手指可搬动小手把或按动电开关者选用电动轮椅。

（2）肩肘部有力而手的握力不够者可将手轮加粗，或选择带推把的手轮。

（3）力弱者可安装车闸延长杆。不能独立进出轮椅者，应选用能向两侧分开的脚踏板。

（4）髋关节屈曲受限者选用可倾斜式靠背轮椅。

（5）膝关节屈曲受限者选用可抬起的脚踏板支架。

（6）双下肢完全瘫痪者应选择带腿托和脚跟环的轮椅。

（7）不能维持稳定坐位者应加用安全带。

（8）在室内、城市街道使用宜选用实心轮胎、直径较小的脚轮。在农村及路面差的环境中使用宜选用充气轮胎、直径稍大的脚轮。

（9）需坐在轮椅上工作和就餐者应选用台阶式短扶手或轮椅桌。

3. 轮椅垫的选择

轮椅垫包括靠背垫、坐垫、扶手垫等。根据使用材料和内部填充物有以下几种类型可供选择使用：

（1）泡沫塑料垫：有一定均压作用，价格便宜，但透气性、散热性、吸湿性较差，常需配合透气透水性好的垫套。

（2）凝胶垫：有非常好的均压作用，但透气性、吸湿性差，最好配合羊皮垫使用。

（3）纤维垫：柔软但易滑移，有一定的透气性、散热性、散湿性，与泡沫塑料垫配合使用效果更好。

（4）充气垫：具有很好的均压性、透气性及散热性，有助于稳定坐姿，长时间使用可改善或矫正不正确的坐姿。破损后能修补，有污渍时还可以擦洗。

（5）充水垫：均压性好，可降低皮肤组织的温度而减少形成压力性损伤的机会，但易破损。

（6）羊皮垫：有良好的透气性、吸湿性、散热性及舒适性，可防止汗液浸渍皮肤，适于制作各种衬垫。

（四）使用轮椅的方法和步骤

以普通轮椅为例说明。

1. 使用前的检查与调试技术

（1）规格、尺寸与处方是否相符。
（2）各紧固部件是否拧紧无松动。
（3）各操作部件是否灵活可靠，轮椅打开、折叠是否顺利。
（4）刹车装置是否灵活、有效可靠。
（5）脚踏板的开合是否灵活，打开后固定是否牢固。
（6）四个车轮是否均着地，轮胎气是否充足，脚轮转动是否灵活；大车轮转动是否平稳灵活；两侧用同样的力量向前推动轮椅时能否直线前进。
（7）座席及靠背是否紧绷、无污染和破损，安全带是否完好。

2. 乘坐轮椅前的准备

（1）排空大小便。
（2）移去障碍物，准备好必要的操作空间。
（3）打开轮椅并移动到方便转移的位置，使两个转移面尽可能靠近且高度相同、稳定或用转移板相连接。
（4）关紧车闸，抬起脚踏板。

3. 轮椅中的坐姿与维持

（1）一般要求乘坐者在轮椅中保持躯干直立、稍向前倾，目视前方、两侧对称，保持安全舒适、功能最好的姿势。

（2）某些姿势异常者需定制特殊的轮椅座位及座位系统来校正或维持坐姿。

（3）使用特制的座椅和各种坐垫、扶手和扶手垫、脚踏板给乘坐者以稳定的支撑,防止局部过度受压,保持舒适和良好的姿势。

4. 减压训练

患者坐在轮椅上用上肢支撑身体抬起臀部或用一侧上肢支撑减压,双侧轮流进行。一般每隔 30 min 左右进行一次。

5. 平地驱动轮椅技术

（1）松开车闸,身体向后坐直,目视前方。

（2）双上肢后伸,稍屈肘,双手握紧手轮的后半部分,上身前倾的同时双上肢同时用力向前推动手轮并伸直肘关节。

（3）当肘关节完全伸展后松开手轮,上肢自然放松下垂于大轮的轴心位置。

（4）重复上述动作,轮椅直行。

（5）行进时一只手驱动,另一只手固定手轮;或一只手驱动轮椅,用脚改变行进方向。用一只手固定一侧手轮,另一只手驱动另一侧手轮可在原地转向。

6. 推轮椅上下坡道的方法

只要坡度合适,直接推乘坐者上坡即可。如果坡度较大,在推轮椅下坡时应使轮椅背向运动方向,缓慢下坡。

（五）注意事项

1. 选择轮椅的注意事项

（1）选择轮椅时需注意安全因素,如车轴的位置、脚轮的位置和直径、座位的位置和高度、载物的放置位置以及大车轮和地面接触点的间距宽度等。

（2）测量用坐椅的椅面和背面不可太软。

（3）独自驾驶轮椅者选择轮椅时应把轻便放在第一位。

（4）定制轮椅时既要考虑外观,还要考虑使用者的功能需求、使用地点、经济能力以及轮椅更换零件的费用等。

2. 使用轮椅的注意事项

（1）推动轮椅前应先看好路面情况并告诉乘坐者,同时确认乘坐者的手未放在车轮上,肘部未伸出扶手外,脚已妥当放在脚踏板上,躯干不稳定者已经系好安全带。

（2）在推轮椅的过程中要眼看前方，随时观察周围环境，不可快速推动轮椅嬉耍，避免脚轮方向与大车轮垂直。

（3）推动折叠的轮椅或在不平的地面推轮椅时应抬起脚轮。抬起脚轮时用脚踩倾倒杆，同时双手下压手推把，以防倾倒杆折断。

（4）在不使用轮椅时应把车闸处于制动状态。

（5）为便于轮椅出入，应在台阶处修建坡道并防滑，并在侧面安装扶手。

（6）定期检查与保养，保证轮椅可正常使用。

八、轮椅应用指导技术

轮椅是常用的代步工具，是提高使用者独立性、扩大生活范围的重要辅助器具。轮椅应用指导技术包括轮椅的安全使用及床—轮椅转移技术。

（一）实施目的

指导患者正确使用轮椅，将其作为代步工具，扩大患者活动范围，提高患者独立生活能力和社会活动参与能力。

（二）专科评估

1. 全身评估

评估患者意识状态及配合程度、肢体活动能力、肌力及肌张力情况、坐位平衡、自理能力、心理状态、皮肤情况、生命体征，尤其是血压的变化。

2. 局部评估

评估患者偏瘫肢体部位，有无伤口、引流管、骨折外固定等。

3. 提示

对于生命体征平稳，且完成相关动作的关键肌肌力达到Ⅱ级以上者，可进行此项操作。对于严重认知功能障碍不能配合者、疾病危重期血流动力学不稳定者、偏瘫合并其他部位骨折者谨慎选择。

4. 专科用物、仪器设备、器具的选择

普通轮椅。

5. 评估工具

Barthel评分、徒手肌力检查分级标准。

（三）操作标准

操作前准备

（1）护士准备：着装整洁，修剪指甲，洗手，戴口罩。

（2）用物准备：普通轮椅，软枕，病历。

（3）环境准备：整洁明亮，安全，室温适宜，保护隐私。

（4）患者准备：向清醒患者及其家属解释操作的目的、重要性、方法、注意事项及配合要点，询问患者是否需要排便。

操作步骤

（1）将轮椅推至床旁，检查轮椅的性能。

（2）介绍轮椅的结构，包括轮椅把手、扶手、手闸、脚托、脚踏板、安全带等。

（3）演示轮椅打开及收起操作方法。

（4）打开并放置轮椅与床尾呈 45°，扳手闸使轮椅制动，翻起脚踏板。

（5）嘱患者健侧下肢屈曲。

（6）指导 Bobath 握手，交叉的双手伸直举向上方，做左右摆动，借助摆动的惯性，使双上肢和躯干一起翻向患侧。

（7）健腿放置患腿膝处下滑至患侧足跟部，抬起患足至床沿。

（8）健肘支撑床面，协助坐起。

（9）协助患者穿好鞋子，调整坐姿，保持坐位平衡。

（10）由床转移至轮椅（三种方法选其一）。

① 完全协助转移技术。

■ 指导患者 Bobath 握手，十指交叉上抬，使双上肢绕过操作者头部，抱住操作者的肩膀，下颌靠在操作者肩膀上。

■ 操作者双下肢屈曲，注意固定患者患膝。

■ 双手抱住患者腰臀部，协助站立、转身坐向轮椅，臀部紧贴轮椅靠背处坐下，保持坐位平衡。

② 部分协助转移技术（图 8-1）。

■ 操作者站在患者的偏瘫侧，面向患者。

■ 用同侧手握住患者的患手，另一手托住患者的患侧肘部。

■ 患足立于健足稍后方。

■ 健手支撑于轮椅远侧扶手，同时患手拉住护士的手站起。

■ 以健足为支撑点，协助患者臀部向后、向下移动紧贴轮椅靠背处坐下，保持坐位平衡。

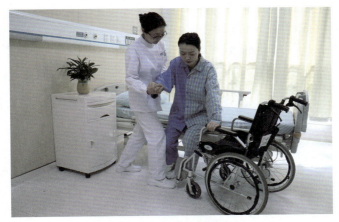

图 8-1　部分协助转移技术

③ 独立转移技术（图 8-2）。

■ 患者健手支撑轮椅远侧扶手，患手支撑于床上。

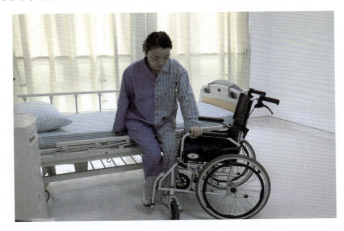

图 8-2　独立转移技术

■ 患足立于健足稍后方，向前倾斜躯干。

■ 健手用力撑起，抬起臀部，以健足为轴慢慢旋转躯干，臀部正对轮椅靠背处坐下。

（11）协助放下脚踏板，健足钩住患足将患足放于脚踏板之上，系好安全带。

（12）减压训练：指导患者每隔 30 min 抬起臀部减压，可将躯干倾斜，使一侧臀部离开坐垫，进行轮流减压。

（13）由轮椅转移至床（三种方法选其一）。

① 完全协助转移技术：操作步骤同前。

② 部分协助转移技术：操作步骤同前。

③ 独立转移技术。

■ 患者双足着地,向前倾斜身躯。

■ 用健腿支撑,健手扶住近侧轮椅扶手站起。

■ 用健手扶住床面维持平衡,以健腿为支轴转动身体,使臀部在床边缓慢坐下。

(14) 协助患者脱去鞋子,卧于床上,保持患侧肢体良肢位。

(15) 整理床单位,洗手,记录。

（四）专科效果评价

(1) 患者安全、舒适。

(2) 符合操作标准,掌握轮椅安全使用要领。

(3) 体位摆放过程中有效保护患者皮肤及各类管路,无跌倒、坠床发生。

(4) 患者未发生压力性损伤、关节损伤、关节脱位等并发症。

（五）注意事项

1. 沟通与配合

(1) 操作前,告知轮椅使用要点及注意事项,保证轮椅使用的安全性。

(2) 告知选用安全、合适的轮椅,选择舒适的坐垫。

(3) 转移时应与患者动作保持一致,必要时喊口令"1、2、3",安全稳定地完成动作。

2. 转移训练的注意事项

(1) 尽可能保证床与轮椅在同一水平面,刹好手闸固定轮椅。

(2) 空间要足够,去除不必要的物件及障碍物,缩短转移距离,减少转换方向。

(3) 患者及操作者应采用较大的站立支撑面,以保证转移动作的稳定性。

九、 助行器使用训练技术

助行器是辅助人体支撑体重、保持平衡和行走的工具。利用助行器可保持患者身体平衡,减少下肢承重,缓解疼痛,改善步态和步行功能。助行器的种类根据人体平衡能力及支撑强度的需要而选择,一般采用无动力式助行器,如杖类助行器和助行架。

(一) 实施目的

选择并运用拐杖、步行器等设备帮助患者实现行走的目的。

(二) 专科评估

1. 全身评估

评估患者年龄、身体状况、残疾种类和程度、运动功能、体型体重、步态平衡情况、对助行器的耐受程度、认知程度及心理接受程度。动态评估患者全身及患肢活动能力是否达到助行器使用的要求,如站立平衡、姿势协调能力、肌力等情况。

2. 局部评估

评估患者上肢肌力、下肢负重能力,有无伤口、管路等。对于严重的认知障碍及心、肺疾患急性期者慎用。

3. 专科用物、仪器设备、器具的选择

根据患者的运动功能及全身情况,选择符合人体生物力学、满足患者需求的助行器。

4. 评估工具

人体关节运动肌群肌力评定表(表 9-1)、关节活动度评定、平衡及协调功能评

定（BBS）、手功能实用能力评定（表 9-2）、Brunnstrom 偏瘫运动功能恢复 6 级分期评定表（表 9-3）、步态分析（医生分析评定）。

表 9-1　人体关节运动肌群肌力评定表（MRC 标准）

关节运动肌群	评定日期					
	月　　日		月　　日		月　　日	
	左侧	右侧	左侧	右侧	左侧	右侧
髋屈肌群						
髋伸肌群						
髋内收肌群						
髋外展肌群						
髋内旋肌群						
髋外旋肌群						
膝屈肌群						
膝伸肌群						
踝伸肌群						
踝屈肌群						

MRC 分级法评定标准	
级　别	标　准
5	能抗最大阻力，完成全关节活动范围的运动
5⁻	能对抗与 5 级相同的阻力，但活动范围在 50%～100%
4⁺	在活动的初、中期能对抗的阻力与 4 级相同，但在末期能对抗 5 级阻力
4	能对抗阻力，且能完成全范围活动，但阻力达不到 5 级水平
4⁻	对抗的阻力与 4 级相同，但活动范围在 50%～100%
3⁺	情况与 3 级相仿，但在运动末期能对抗一定的阻力
3	能对抗重力，且能完成全范围活动，但不能抗任何阻力
3⁻	能对抗重力，但活动范围在 50%～100%
2⁺	能对抗重力，但活动范围在 50%以下
2	消除重力的影响，能完成全关节活动范围的运动
2⁻	消除重力的影响，关节能活动，但活动范围在 50%～100%
1	触诊发现有肌肉收缩，但不引起任何关节活动
0	无任何肌肉收缩

表 9-2　手功能实用能力评定

手功能的类型	完成动作情况	5 个动作说明
实用手 A	5 个动作均能完成	① 将一信封放在桌上,让患者用患手在健手的帮助下剪开信封口
实用手 B	5 个动作能完成 4 个	② 患手悬空拿钱包,健手打开钱包取出硬币,然后拉上(关上)钱包
辅助手 A	5 个动作能完成 3 个	③ 患手持伞持续约 10 s 以上(伞垂直支撑,不应靠在肩上)
辅助手 B	5 个动作能完成 2 个	④ 患手为健手剪指甲
辅助手 C	5 个动作能完成 1 个	⑤ 患手系健上肢衬衣的袖扣
废用手	5 个动作均不能完成	

表 9-3　Brunnstrom 偏瘫运动功能恢复 6 级分期评定表

分期	运动特点	上肢	手	下肢
Ⅰ级	无随意运动	无任何运动	无任何运动	无任何运动
Ⅱ级	引出联合反应、共同运动	仅出现协同运动模式	仅有极细微的屈曲	仅有极少的随意运动
Ⅲ级	随意出现的共同运动	可随意发起协同运动	可有钩状抓握,但不能伸指	在坐和站立位上,有髋、膝、踝的协同性屈曲
Ⅳ级	共同运动模式打破,开始出现分离运动	出现脱离协同运动的活动:肩 0°,肘屈 90°的条件下,前臂可旋前、旋后;肘伸直的情况下,肩可前屈 90°;手臂可触及腰骶部	能侧捏及松开拇指,手指有半随意的小范围伸展	在坐位上,可屈膝 90°以上,足可向后滑动。在足根不离地的情况下踝能背屈
Ⅴ级	肌张力逐渐恢复,有分离精细运动	出现相对独立于协同运动的活动:肘伸直时肩可外展 90°;肘伸直,肩前屈 30°～90°时,前臂可旋前旋后;肘伸直,前臂中立位,上肢可举过头	可做球状和圆柱状抓握,手指同时伸展,但不能单独伸展	健腿站,病腿可先屈膝,后伸髋;伸膝下,踝可背屈

（续表）

分期	运动特点	上肢	手	下肢
Ⅵ级	运动接近正常水平	运动协调近于正常,手指指鼻无明显辨距不良,但速度比健侧慢(≤5 s)	所有抓握均能完成,但速度和准确性比健侧差	在站立位可使髋外展到抬起该侧骨盆所能达到的范围;坐位下伸直膝可内外旋下肢,合并足内外翻

评定内容				
评定日期	评定人员	上肢	手	下肢
年 月 日				
年 月 日				
年 月 日				

（三）操作标准

操作前准备

（1）护士准备:着装整洁,修剪指甲,洗手,戴口罩。

（2）用物准备:病历,医嘱单,根据患者情况选择合适的步行器、腋杖、手杖。

（3）环境准备:温湿度适宜,安静安全,整洁宽敞,地面平整无水渍及油渍,光线明亮。

（4）患者准备:向患者及其家属说明使用助行器的目的、方法及配合要点,取得配合。

操作步骤

（1）核对患者,解释并取得合作。

（2）步行器的应用。

① 助行器的安全检查:检查螺丝是否上紧,有无防滑垫,连接紧密性,是否处于备用状态。

② 起始点选择:双手握助行器,自然前伸,自然放下的位置。

③ 交互型步行器:(双眼目视前方)先向前牵动一侧,然后再向前移动另一侧,交替移动前进。

④ 固定型步行器:双手提起两侧扶手,同时向前放于地面,然后健腿迈上。

⑤ 轮式步行器:推行,双下肢交替迈步,正确指导患者控制手刹。

（3）腋杖的应用。

① 腋杖安全性的检查：螺丝是否上紧，有无防滑垫，连接紧密性，是否处于备用状态。

② 交替拖地步行：将一侧拐向前方伸出，再伸另一侧拐，双足同时拖地向前移动至拐脚附近。

③ 同时拖地步行：双拐同时向前方伸出，双足拖地移动至拐脚附近。

④ 摆至步：先将双拐同时向前方伸出，然后支撑身体重心前移，使双足离地，下肢同时摆动，将双足摆至双拐落地点的邻近着地（图9-1）。

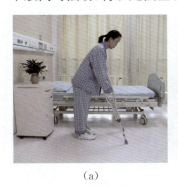 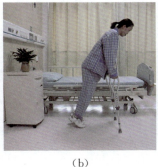 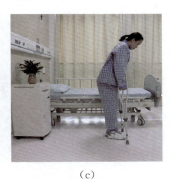

（a）　　　　　　　　　　（b）　　　　　　　　　　（c）

图 9-1　摆至步

⑤ 摆过步（图9-2）：先将双拐同时向前方伸出，然后支撑身体重心前移，使双足离地，下肢向前摆动，将双足越过双拐落地点的前方并着地，再将双拐向前伸以取得平衡。

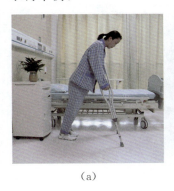 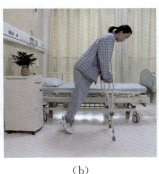 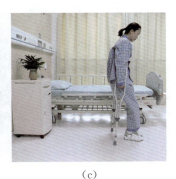

（a）　　　　　　　　　　（b）　　　　　　　　　　（c）

图 9-2　摆过步

⑥ 两点步（图9-3）：一侧拐与对侧足同时迈出为第一落脚点，然后另一侧拐与其相对应的对侧足再向前迈出为第二落地点。

⑦ 三点步（图9-4）：先将双拐向前伸出支撑体重，迈出患侧下肢，最后迈出健侧下肢。

⑧ 四点步（图9-5）：步行顺序为伸左拐、迈右腿，伸右拐、迈左腿，每次移动一

个点,保持四个点在地面,如此反复进行。

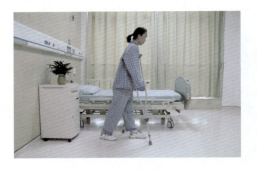

图 9-3　两点步

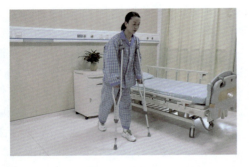

图 9-4　三点步

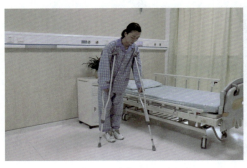

（a）

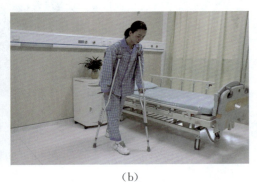

（b）

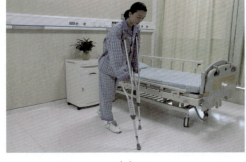

（c）

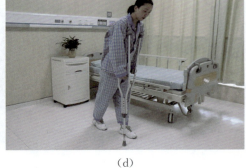

（d）

图 9-5　四点步

（4）手杖的应用。

① 手杖的安全检查:螺丝是否上紧,有无防滑垫,连接紧密性,是否处于备用状态。

② 健侧手握手杖。

③ 两点步行(图 9-6):同时伸出手杖和患足,再迈出健足(适于偏瘫程度较轻、

平衡功能较好的患者)。

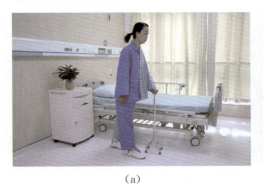
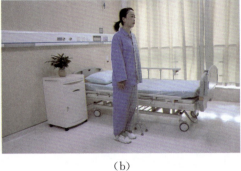

(a)   (b)

图 9-6   两点步行

④ 三点步行(图 9-7)：手杖先向前一小步,迈出患腿,再迈健腿,以健腿为中心支撑,身体略向健侧倾斜。

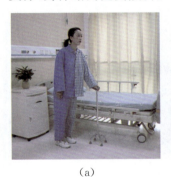
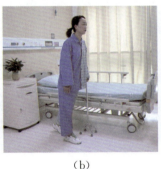
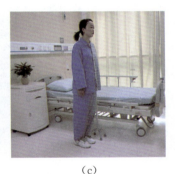

(a)   (b)   (c)

图 9-7   三点步

（四）专科效果评价

（1）患者能够接受并正确选择、使用助行器,掌握助行器的使用方法、注意事项及维护。

（2）患者皮肤完好、末梢血运良好。

（3）在使用助行器期间未出现跌倒等意外事件。

（五）注意事项

1. 患者教育与配合

（1）教会患者认识助行器的名称和用途。

（2）教会患者正确调节助行器的长度。

① 手杖：患者持手杖站立时，肘关节屈曲 30°，腕关节背伸，小趾前外侧 15 cm 处至腕背伸手掌面的距离即为手杖的长度。

② 腋杖：患者身高减去 41 cm 即为腋杖的长度，站立时大转子的高度即为把手的位置。

（3）让患者学习如何正确使用助行器，防止压力性损伤等并发症的发生。

2. 助行器使用注意事项

（1）选择与患者身高、臂长相适应的长度和高度，有利于患者操作。

（2）足够的空间和平整的地面，无水迹、油渍、障碍物，保证助行器的使用和患者的安全。

（3）患者具有充分的体力和良好的平衡协调能力，避免发生意外。

（4）使用腋杖时，防止腋杖顶端支撑腋窝，避免伤及臂丛神经和血管。

（5）使用助行架时，患者的脚与助行器保持适当距离，防止助行器使用不当而摔倒。

（6）顾及患者习惯和爱好，尊重患者对助行器款式、重量、颜色等方面的选择。

（7）做好器具的保养。

十、 矫形器使用指导训练技术

根据患者治疗需要为其配戴矫形器,以保护、稳定肢体,预防、矫正肢体畸形,治疗骨关节、神经与肌肉疾病及功能代偿的程序与方法,以提高和补偿功能缺陷,满足功能需要。

(一) 实施目的

保持肢体、关节的正常对线关系,促进病变愈合。限制关节的异常活动范围,稳定关节,减轻疼痛或恢复其负重功能。矫正肢体已出现的畸形,预防潜在的畸形发生和发展。通过矫形器的外力源装置,代偿已瘫痪肌肉的功能,对肌肉较弱者予以助力,使其维持正常运动。

(二) 专科评估

1. 全身评估

评估患者意识状态、对使用矫形器训练等相关知识的认知情况、心理状态、合作程度、文化程度。

2. 局部评估

评估患肢肌张力、活动能力、畸形程度,是否需要使用矫形器矫正肢体处于功能位。评估患者穿戴矫形器的部位,如肢体长度、下肢承重能力、皮肤、周径、感觉状况、功能活动和功能代偿程度、对矫形器的耐受程度。

3. 提示

对于各种原因不宜穿戴矫形器的患者,如认知障碍、皮肤感染者慎用。

4. 专科用物、仪器设备、器具的选择

根据患者肢体痉挛程度及畸形程度,选择满足患者需求的肢体矫形器。

5. 评估工具

肌力评定(manual muscle testing,MMT)、肌张力评定(modified ashworth scale,MAS)、关节活动度评定、平衡及协调功能评定(BBS)、手功能及日常生活活动能力评定(Barthel 指数)、偏瘫运动功能评定(Brunnstrom 分级法)、步态分析(医生评定)。

（三）操作标准

操作前准备

（1）护士准备：着装整洁,修剪指甲,洗手,戴口罩。

（2）用物准备：病历,医嘱单,合适的矫形器,宽大的衣裤等。

（3）环境准备：整洁,明亮,安全,温度适宜,保护隐私。

（4）患者准备：

① 矫形器佩戴前进行针对性肌肉力量、关节运动范围、协调能力训练,以消除水肿为主。

② 矫形器佩戴前向患者及其家属解释矫形器使用的目的、重要性、方法、注意事项及配合要点。

操作步骤

（1）核对患者信息,解释取得合作。

（2）告知患者及其家属矫形器的名称、组件、用途、使用方法。

（3）穿脱训练：

① 上肢矫形器训练。

■ 正确有效地使用矫形器,进行相应功能训练,教会患者进行日常生活能力训练。

■ 指导功能训练：穿上矫形器进行功能活动。

■ 指导职业训练：根据患者所要恢复的职业,进行穿戴矫形器后的针对性训练,指导患者穿戴矫形器恢复工作。

② 下肢矫形器训练：

■ 踝足矫形器：指导进行保持身体平衡、站、行走等训练(图 10-1)。

■ 指导穿戴单侧矫形器者先迈健肢,后迈患肢训练(图 10-2)。

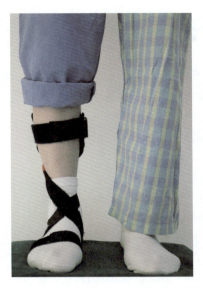

图 10-1　下肢矫形器训练:保持身体平衡训练

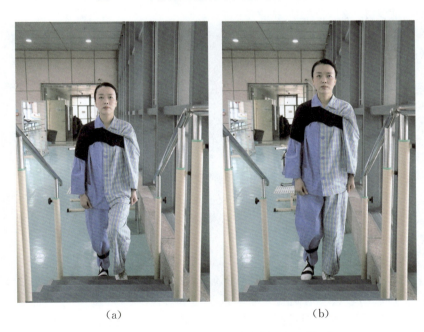

　　　　（a）　　　　　　　　　　　　　　（b）

图 10-2　下肢矫形器训练:先迈健肢、后迈患肢

■ 指导穿戴双侧矫形器者手扶平行杠站立,掌握站立平衡后,再让患者在平行杠内进行行走训练。

73

（四）专科效果评价

（1）患者皮肤完好、末梢血运良好。

（2）能够接受并正确佩戴矫形器，掌握矫形器的使用方法、注意事项及维护。

（五）注意事项

1. 患者教育与配合

（1）指导患者及其家属正确佩戴矫形器。穿戴手功能位矫形器时，先将患者的手部矫正至功能位，在保持功能位状态下佩戴矫形器，固定腕部及手背部固定带，再固定前臂部固定带。

（2）踝足矫形器穿戴时，先将患者足部以手法矫正至功能位，再将保持功能位状态下的足部穿入矫形器，足跟尽量穿到位，用手卡紧患者踝部，先固定踝部固定带，再将小腿部位及足背部固定带妥善固定。

（3）矫形器选择要符合治疗要求，尺寸、大小要与治疗部位吻合，穿着舒适、轻便、透气，便于穿脱。

（4）保持肢体清洁，防止皮肤感染。

2. 使用注意事项

（1）避免骨突处受压，不能影响邻近关节的运动或引起不适。若有异常情况，应及时调节固定带或松解矫形器。

（2）矫形器穿在肢体上要稳定，避免辅助部件的松脱。

（3）穿戴矫形器后，随时观察有无皮肤破损、肢体肿胀、血液循环障碍等并发症，有无训练不当引起的疼痛、麻木、神经受压等症状，特别是初装后的2天应特别注意是否有此情况发生。

（4）使用手功能位矫形器时，固定腕、手指、拇指于功能位（即腕关节背伸10°～30°，掌指关节屈曲45°，指间关节屈曲30°），防止腕部及手指屈曲挛缩，便于肘关节和肩关节训练，教会患者进行日常生活能力训练。

（5）使用踝足矫形器保持踝关节处于功能位（即足与小腿处于90°或足背伸5°），进行保持身体平衡、站、行走等训练；穿戴单侧矫形器者上楼时先迈健肢，后迈患肢。

（6）指导患者穿宽松、棉质、柔软、易脱穿的衣裤，穿戴踝足矫形器时，需配备一双鞋子，以比平时大1～2码、宽头、系带的运动鞋为宜。

（7）定期随访患者穿带矫形器情况，提出下一阶段的治疗方案，对矫形器进行调整和修改，必要时给予更换。

（8）做好矫形器维护与保养，保持矫形器清洁，存放时避免挤压矫形器，低温热塑材料制作的矫形器在存放时要远离热源。

十一、 空气压力波治疗仪使用技术

空气压力波治疗仪的工作原理是通过多个并行的多腔气囊充放气，对肢体由远端到近端进行均匀有序的挤压，促进血液和淋巴的流动，改善微循环，加速肢体组织液回流，从而有效地预防深静脉血栓形成及肢体水肿，直接或间接治疗与血液淋巴循环相关的诸多疾病。

（一）实施目的

促进肢体静脉血液回流，防止凝血因子的聚集及对血管内膜的黏附，增加纤溶系统的活性，预防深静脉血栓、消除水肿，防止肌肉萎缩，改善周围血管功能。加速下肢静脉血流速度及增加血量，对微循环具有改善作用，还能消除炎症介质，改善血液高凝状态及血流滞缓情况。

（二）专科评估

1. 全身评估

评估患者意识状态及配合程度、肢体活动能力、肌力及肌张力情况、自理能力、心功能、心理状态、凝血功能等。

2. 局部评估

评估患者偏瘫肢体部位，有无手术、引流管、骨折外固定，偏瘫肢体皮肤有无伤口、出血、未结痂的溃疡或压力性损伤，偏瘫肢体有无血栓形成。

3. 提示

根据患者病情，肌力Ⅲ级及以下且深静脉血栓风险评分≥5分的卧床患者适用此项技术。对于局部皮肤存在伤口或压力性损伤者、疾病危重期血流动力学不稳定者、偏瘫合并其他部位骨折者谨慎选择。

4. 专科用物、仪器设备、器具的选择

空气压力波治疗仪。

5. 评估工具

肌力评定量表、深静脉血栓风险评估表。

（三）操作标准

操作前准备

（1）护士准备：着装整洁，修剪指甲，洗手，戴口罩。

（2）用物准备：空气压力波治疗仪，大浴巾，袜子（患者自备），电插板。

（3）环境准备：整洁明亮，安全，室温适宜，保护隐私。

（4）患者准备：向清醒患者及其家属解释操作的目的、重要性、方法、注意事项及配合要点，询问患者是否需要排便。

操作步骤

（1）核对患者，解释并取得合作。

（2）连接电源，打开空气压力波治疗仪开关，检查其性能，并设置好参数。

（3）拉下近侧床栏，松开床尾盖被。

（4）协助患者取平卧位、穿袜子。

（5）腿套内垫大浴巾，双手抬起需治疗的肢体，将腿套放在肢体下，包裹小腿和大腿，松紧以容纳两指为宜。

（6）连接腿套与空气压力波治疗仪充气接口，根据患者情况遵医嘱调整治疗模式及时间（一般患者为 20 min，压力为 20～200 mmHg）（图 11-1）。

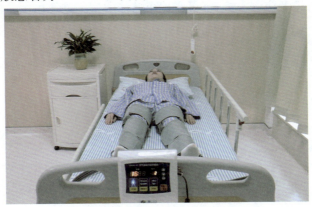

图 11-1　空气压力波治疗仪的使用

（7）核对无误后按开始键,观察机器运转情况。

（8）询问患者感觉(以肢体感觉明显压力且无不适为宜),及有无不适。

（9）交代注意事项。

① 患者不要自行调节仪器。

② 有任何不适及时按呼叫器。

③ 治疗过程中尽量保持平卧位,勿活动。

（10）治疗结束后仪器自动停止,发出提示音。

（11）关闭仪器,拔除电源。

（12）撤离腿套,分离充气接口,妥善放置仪器。

（13）整理床单位,处理用物,洗手、记录。

（四） 专科效果评价

（1）患者安全、舒适。

（2）符合操作标准,有效促进患者血液回流,减轻水肿。

（3）患者未发生压力性损伤、下肢深静脉血栓、肌肉萎缩等并发症。

（五） 注意事项

（1）治疗前检查患肢皮肤情况,如有开放性伤口则应暂缓治疗。

（2）治疗过程中应密切观察患肢的末梢血运情况,认真听取主诉,并及时予以调整。

（3）老年、血管弹性差的患者,压力值由小及大,循序渐进,逐步增加。压力设定为 20～200 mmHg,压力的调节以患者肢体舒适为宜。治疗频率为每天 2 次,每次 20 min。

（4）治疗时患者应着衣裤,不可在裸露肢体的情况下使用压力护套。

十二、 排痰训练技术

通过咳嗽训练、胸部叩击震颤及体位引流技术指导患者有效咳嗽,利用胸部叩击震颤特定手法促进痰液松动。通过改变患者体位借助重力作用,将肺部分泌物引流至中央气道,促进患者肺部痰液排出,改善肺通气,保持呼吸道通畅,减少肺部感染,改善患者肺功能。

(一) 实验目的

(1) 利用重力原理使患者呼吸道分泌物经肺和肺叶、支气管流出,有效清除深部组织痰液。

(2) 保持呼吸道通畅,改善肺通气,预防和控制肺部感染,改善患者肺部疾患预后功能。

(二) 专科评估

1. 全身评估

评估患者病情、意识状态及配合程度、自主咳痰能力、心理状态、生命体征。

2. 局部评估

评估患者双肺呼吸音、观察胸背部有无伤口及管路。

3. 提示

对于脑出血急性期(7~10天)、颅内动脉瘤或动静脉畸形、颅脑手术术后一周、气道肉芽肿等导致的气道狭窄、颈胸椎及肋骨骨折、肺栓塞、近期大咯血、急性心肌梗死、低血压等患者禁忌进行胸部叩击、震颤、体位引流等操作。

4. 专科用物、仪器设备、器具的选择

听诊器、医用振动排痰仪、负压吸引装置。

（三）操作标准

操作前准备

（1）护士准备：着装整洁，修剪指甲，洗手，戴口罩。

（2）用物准备：听诊器，弯盘，纸巾，水杯，软枕，吸痰器。

（3）环境准备：整洁，明亮，安全，温湿度适宜，必要时用屏风遮挡。

（4）患者准备：向清醒患者及其家属解释操作目的、重要性、方法、注意事项及配合要点，询问患者是否需要大小便。

操作步骤

1. 胸部叩击/震颤

（1）核对患者，解释并取得配合。

（2）协助患者取坐位或侧卧位。

（3）叩击（图 12-1）：操作者五指并拢呈杯状，掌指关节屈曲 120°，叩击时指腹与大小鱼肌着落，于胸背部，从肺底到肺门的顺序，先后背再前胸，利用腕力交替轻柔迅速叩击，时间为 3～5 min。

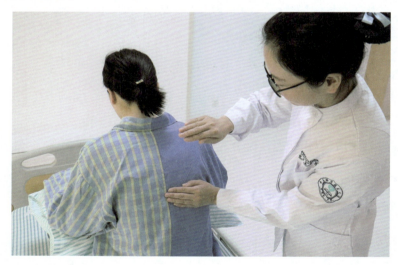

图 12-1　叩击

（4）徒手震颤（图 12-2）：操作者双手交叉、手掌紧贴后背胸壁部，指导患者深吸气后缓慢呼气，在呼吸末做快速稍用力向胸壁震颤，连续震颤 3～5 次。

（5）振动排痰仪震颤（图 12-3）。

① 检查仪器性能，携震动排痰仪至床边，核对并解释。

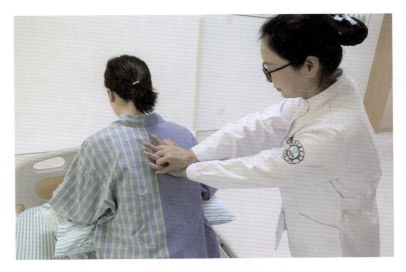

图 12-2　徒手震颤

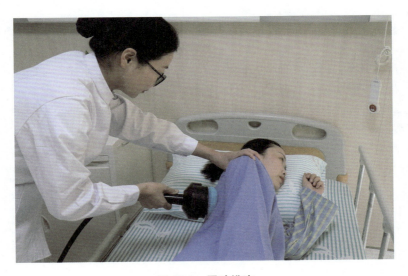

图 12-3　震动排痰

② 根据患者情况选择并连接合适的叩击头。

③ 罩上叩击罩,打开仪器开关。

④ 调节频率,一般情况下治疗频率从 15 CPS 开始,不超过 35 CPS。

⑤ 调节时间,一般 15～20 min,每次不超过 30 min。每日 2～3 次。

⑥ 将叩击头紧贴患者皮肤,按从肺尖到肺门、肺底到肺门,先后背再前胸的顺序缓慢、有序移动叩击头,每个部位持续约 30 s。

（6）边叩击震颤边鼓励患者做深呼吸和有效咳嗽。

（7）协助患者取舒适体位。

（8）整理物品，洗手，记录（胸部叩击的时间及次数）。

2. 有效咳嗽

（1）核对患者，解释并取得配合。

（2）患者取舒适或放松体位。

（3）指导患者缓慢深呼吸 5～6 次，于深吸气末保持张口状态，利用腹肌力量做爆破性咳嗽 2～3 次。

（4）协助患者擦拭痰液，保持面部清洁。

（5）取舒适体位，听诊肺部。

（6）清理用物，洗手，记录（患者痰液的颜色、性状、量）。

3. 体位引流

（1）核对患者，解释并取得配合。

（2）根据病变部位、胸部听诊协助患者取不同适宜体位。

① 右肺上叶：采取半坐卧位。

② 右肺中叶：（躯干后倾垫枕头支撑）身体下垫 3～4 个枕头叠加（床尾摇高 35°）。

③ 右肺下叶：直接将右肺中叶的体位调整成中立位，床尾摇高 45°。

④ 左肺上叶尖段：采取端坐位，怀抱枕头，身体略前倾。

⑤ 左肺舌叶段：（床尾摇高 35°）采取右侧卧位（躯干中立位 90°），头低足高，身体下垫 3～4 个枕头叠加。

⑥ 左肺下叶：头低足高俯卧位，身体下垫枕头，足下垫枕，床尾抬高。

（3）引流过程中配合正确手法叩击。

（4）若引流 5～10 min 仍未咳出分泌物，则进行下一个体位姿势，总时间不超过 30～45 min，一般上下午各操作一次。

（5）协助清醒患者清除分泌物，昏迷患者及时使用吸痰器吸出呼吸道分泌物。

（6）协助患者取舒适体位，听诊肺部。

（7）清理用物，洗手，记录（痰液颜色、性状、量）。

（四）专科效果评价

（1）患者舒适、安全。

（2）患者掌握有效咳嗽的方法及体位引流的配合要点。

（3）在胸部叩击、体位引流过程中未出现胸闷、头晕等不适。

（4）患者有效咳嗽及排痰能力增强。

（五）注意事项

（1）操作前充分沟通，向患者及其家属解释胸部叩击、震颤、体位引流及有效咳嗽的目的及方法，消除紧张情绪，取得配合。

（2）了解患者进食时间，操作安排在餐前 30 min 或餐后 2 h。

（3）嘱患者操作前尽量排空大小便。

（4）指导患者在有效咳嗽及体位引流过程中避免剧烈咳嗽及不适体位，诱发脑血管意外。

（5）叩击时由外向内、由下向上轻拍胸壁，避开心脏、乳房、骨突处、脊柱及肾脏等部位，不可用力过猛，以免引起肋骨骨折等意外情况发生。对于有引流管及伤口者，需注意妥善固定管路。可采用双手按压切口两侧，予以保护伤口、减轻疼痛。

（6）使用振动排痰仪前进行雾化吸入效果会更好。使用过程中密切监测患者的生命体征，注意倾听患者主诉，如不能耐受或操作部位出现出血点或皮肤淤斑应及时终止治疗。

（7）体位引流依据病变部位不同采取不同的体位。原则上抬高患肺位置，引流支气管开口向下，有利于分泌物随重力作用流入大支管并从气管排出。

（8）引流时间可从每次 5～10 min 增加到每次 15～30 min，嘱患者间歇做深呼吸后用力咳痰，同时叩击患侧以提高引流效果。

（9）引流过程中需不间断陪护，床边备齐吸痰用物，防止窒息、坠床。

（10）引流过程中注意观察患者反应，若出现咯血、头晕、呼吸困难等症状，则立即停止引流。

（11）引流结束后协助患者取舒适体位，防止出现体位性低血压。

（12）鼓励多饮水，每日饮水量达 1500 mL 以上，以帮助稀释痰液，利于排痰。

（13）医用振动排痰仪的维护保养。

① 振动排痰仪的机箱、导线、手把、支架和托盘等需清洁消毒，避免用酒精清洁附件，防止塑料或橡胶变质，同时确保没有液体渗入马达。

② 如果在有可能出现污染的环境下使用，建议配备一次性叩击头罩。

③ 不要向振动排痰机的马达及其部件添加润滑剂，所有马达、传动缆等都是密闭且自带润滑的，支架的脚轮除外。

十三、呼吸训练技术

呼吸训练是通过各种呼吸运动和治疗技术来训练呼吸肌群耐力,增强呼吸肌功能,改善肺通气,提高肺功能的康复技术。常见的呼吸训练包括:深呼吸训练、缩唇式呼吸训练、腹式呼吸训练、呼吸肌训练、局部呼吸训练、呼吸操等。

(一) 实验目的

(1)通过对呼吸运动的控制和调节,来改善呼吸功能,尽可能恢复有效的腹式呼吸。

(2)增加呼吸肌运动,提高呼吸容量,改善氧气吸入和二氧化碳排出。

(3)通过主动训练改善胸廓的顺应性,提高患者心肺功能和体力活动能力。

(二) 专科评估

1. 全身评估

评估患者意识状态及配合程度、认知功能、双上肢肌力及肌张力、关节活动度、心理状态、生命体征。

2. 局部评估

听诊患者双肺呼吸音、评估患者胸片结果、肺通气功能检查结果、肺部感染情况、呼吸困难程度、胸腹部有无伤口、进食时间等;能否配合训练及完成程度。

3. 提示

根据病情及合并症,对于病情不稳定、感染未控制、呼吸衰竭、严重认知缺陷、影响记忆及依从性的精神疾病、训练时可致病情恶化的其他情况慎行呼吸训练。

4. 专科用物、仪器设备、器具的选择

呼吸训练器、沙袋(1～2 kg)。

5. 评估工具

mMRC 呼吸困难量表(表 13-1)、呼吸功能分级评定表(表 13-2)。

表 13-1 mMRC 呼吸困难量表

分级	临床表现
0 分	除非做剧烈活动,一般不感到气促
1 分	平地快步行走或上坡时感到呼吸困难
2 分	因气短平地快步行走速度慢于同龄人,或按照自己的步速行走时需要停下来喘气
3 分	平地行走百米或数分钟后感到气促
4 分	明显气促,不能出门,穿脱衣物亦感气促

说明:mMRC 以 5 制分判定患者步行或上楼时引起气促的活动强度。其中,得分为 0 分,表示呼吸轻度困难;得分为 1 分,表示呼吸中度困难;得分为 2~4 分,表示呼吸重度困难。

表 13-2 呼吸功能分级评定

分级	临床表现
0 级	活动如正常人,对日常生活无影响,无气短
Ⅰ 级	进行一般劳动时较正常人容易出现气短
Ⅱ 级	较快行走或登楼,上坡时气短
Ⅲ 级	慢走 100 cm 以内即有气短
Ⅳ 级	讲话、穿衣等轻微活动时气短
Ⅴ 级	安静也出现气短,不能平卧

(三) 操作标准

操作前准备

(1) 护士准备:着装整洁,修剪指甲,洗手,戴口罩。

(2) 用物准备:速干手消毒液,病历,必要时备呼吸训练器,沙袋,布条,听诊器。

(3) 环境准备:整洁,明亮,安全,室温适宜,必要时屏风遮挡。

(4) 患者准备:向意识清楚、无认知功能障碍患者或其家属解释操作目的、重要性、方法、注意事项及配合要点,询问患者是否需要排便。

操作步骤

1. 缩唇呼吸训练技术

呼气时施加气道阻力,减轻或防止病变部位小气道呼气时过早闭合,达到改善通气和换气,减少肺内残气量。

（1）核对患者,解释并取得合作。

（2）协助患者取舒适放松体位。

（3）指导患者闭住口唇,用鼻深吸气,吸气末屏气1～2 s。

（4）指导患者呼气时将口唇收拢呈吹口哨状,使气流缓慢通过缩窄的口形,用力呼出。

（5）吸气与呼气时间比为1∶1.5～1∶2。

（6）整理床单位,洗手记录。

2. 腹式呼吸训练技术

强调膈肌运动为主,减少辅助呼吸肌使用,达到改善呼吸效率,降低呼吸能耗的目的。

（1）核对患者,解释并取得合作。

（2）协助患者取平卧位或床头抬高,腹部放松。

（3）指导患者左手放于胸前,右手放于腹部,经鼻缓慢深吸气,腹部隆起（图13-1）。

（4）呼气时鼓腮缩唇将气体缓慢呼出,同时收缩腹肌,促进膈肌上抬（图13-2）。

（5）吸气与呼气时间比为1∶1.5～1∶2。

（6）整理床单位,洗手。

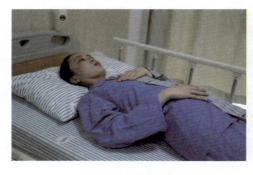 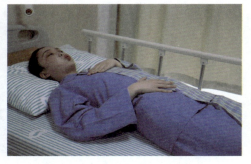

图 13-1　腹式呼吸:吸气末　　　　图 13-2　腹式呼吸:呼气末

3. 胸式深呼吸训练技术

使胸廓充分扩张,以达到增加肺容量的目的。

86

（1）核对患者,解释并取得合作。

（2）协助患者取放松体位。

（3）指导患者经鼻深吸气,在吸气末屏住并保持1～2 s。

（4）再经口缓慢呼气。

（5）可配合缩唇呼吸将气体充分呼出。

（6）整理床单位,洗手。

4. 局部呼吸训练技术

对肺部特定区域进行扩张训练,针对性改善肺部换气不足。

（1）核对患者,解释并取得合作。

（2）协助患者取舒适放松体位。

（3）指导者将手放于需加强呼吸训练的部位(具体加压部位由医生评定后方可执行)。

（4）指导患者深吸气,吸气时指导者向患者胸部局部施压。

（5）如此反复训练,以患者不疲劳为宜。

（6）清理用物,洗手。

5. 呼吸肌训练技术

改善呼吸肌力量及耐力,缓解呼吸困难。

（1）核对患者,解释并取得合作。

（2）协助患者平卧位或半卧位。

（3）增强吸气肌训练:指导患者正确使用呼吸训练器,使患者在吸气时产生阻力,呼气时没有阻力。开始练习3～5 min,以后增加至10～20 min,一天3～5次。

（4）增强腹肌训练:患者仰卧位,腹部置1～2 kg沙袋做挺腹练习,每次练习3～5 min,根据患者病情及耐受程度可逐步增至5～10 kg,时间延长至每次5～8 min。吸气时腹部膨起,呼气时腹部内陷(图13-3)。亦可指导患者双下肢向胸部做屈髋屈膝动作。

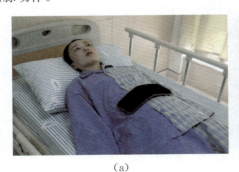
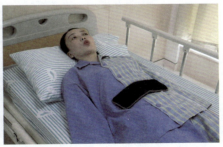

（a）　　　　　　　　　　　　　　　　（b）

图 13-3　呼吸肌训练

（5）增强膈肌训练：操作者将双手向患者腹部逐渐加压，促进膈肌上移；也可将双手置于肋弓下缘或胸廓下部，在呼气时加压缩小胸廓，促进气体排出。

（6）清理用物，洗手，记录。

6. 立式呼吸操技术

（1）核对患者，解释并取得合作。

（2）取站立位。

（3）两脚分开与肩同宽两手叉腰呼吸4～8次（图13-4）。

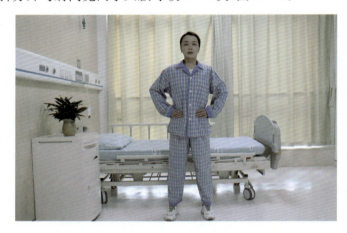

图 13-4　立式呼吸操：两脚分开、双手叉腰呼吸

（4）一手置于肩上，一手侧平举并转体，左右交替做4～8次（图13-5）。

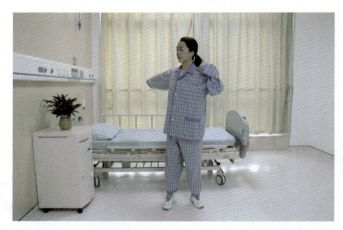

图 13-5　立式呼吸操：一手置肩上、一手侧平举并转体

（5）做压胸呼吸：双手置于肋缘吸气，然后压迫胸廓两侧并呼气，做4～8次（图13-6）。

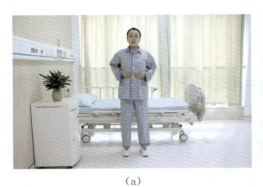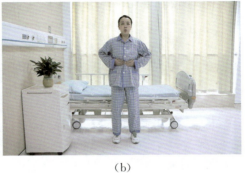

（a）   （b）

图 13-6　立式呼吸操：压胸呼吸

（6）双手叉腰，直腿交替上抬 4～8 次（图 13-7）。

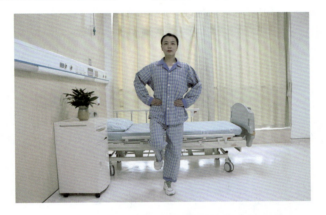

图 13-7　立式呼吸操：双手叉腰，直腿交替上抬

（7）缩唇呼吸，即口唇呈吹口哨状用力呼气，做 4～8 次。

（8）旋转运动：两手分别放在两侧肩膀上，做旋转运动 4～8 次（图 13-8）。

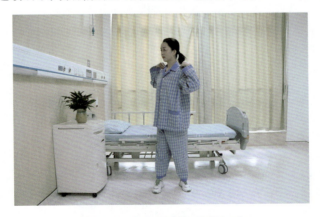

图 13-8　立式呼吸操：旋转运动

（9）展臂抱胸运动：先展臂吸气，然后抱胸呼气，做 4～8 次（图 13-9）。

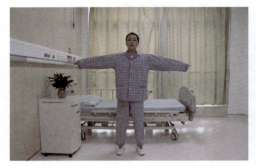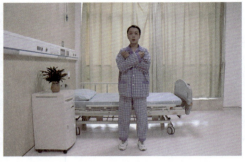

（a）　　　　　　　　　　　　（b）

图 13-9　立式呼吸操：展臂抱胸运动

（10）两腿伸直分别交替向外展，做 4～8 次（图 13-10）。

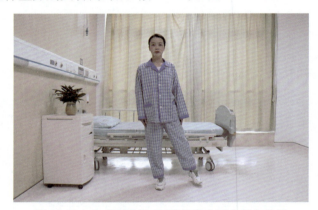

图 13-10　立式呼吸操：两腿伸直分别交替向外展

（11）两臂伸直，两手五指交叉翻掌向上举并吸气，放下呼气（图 13-11），横膈呼吸：吸气时腹部隆起然后弯腰呼气并收缩腹壁，做 4～8 次。

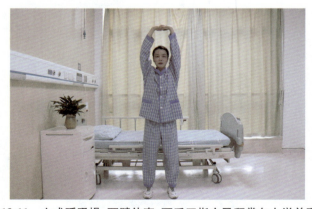

图 13-11　立式呼吸操：两臂伸直，两手五指交叉翻掌向上举并吸气

7. 呼吸训练器的使用

呼吸训练器是进行呼吸肌功能锻炼的辅助用具,能有效改善肺通气及呼吸肌疲劳,预防肺不张,增加肺容量。

(1)将呼吸训练器主体部分、连接管与口含嘴连接,根据呼吸训练器指向标志采用水平放置,保持正常呼吸。

(2)含住口含嘴行吸气/呼气,缓慢深吸气使浮标保持升起状态,并尽长时间地保持(图 13-12)。

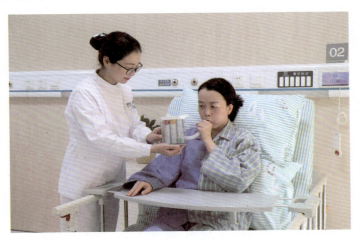

图 13-12　呼吸训练器的使用

(3)移开呼吸训练器呼气,不断重复第(2)步、第(3)步,进行吸气/呼气训练。

(四)专科效果评价

(1)患者呼吸节律、深度适宜,无过度换气等不适症状。

(2)患者学会呼吸训练技术及配合要点。可正确使用呼吸训练器。

(3)肺通气功能较训练之前好转。

(4)患者呼吸肌运动协调,呼吸频率均匀。

(5)患者无疲劳感,依从性良好。

(五)注意事项

1. 患者教育与配合

(1)操作前充分沟通,向患者及其家属讲解呼吸训练的目的、重要性、配合要点。呼吸训练时间宜安排在餐前 30 min 或餐后 2 h。

（2）除呼吸训练外，应进行适当的有氧体力训练，如散步、太极拳等。

2. 训练注意事项

（1）缩唇呼吸及腹式训练时，吸气与呼气时间比为 1∶1.5～1∶2，每次 10～20 min，每日 2 次。

（2）使用呼吸训练器，首次训练 3～5 min，耐受后训练时间可逐步增加至每次 10～20 min。

（3）训练过程中密切观察患者的反应，如患者出现疲劳、乏力、头晕等情况，应立即暂停训练，并根据患者病情及时调整训练方案。

十四、吞咽障碍筛查

吞咽功能障碍是指由于下颌、双唇、舌、软腭、咽喉、食管等器官的结构和（或）功能受损，不能安全有效地把食物输送到胃内。脑损伤患者吞咽障碍筛查多采用反复唾液吞咽试验、洼田饮水实验、EAT-10吞咽筛查量表等方法进行评估，初步评定患者吞咽功能存在的问题。

（一）目的

通过吞咽障碍筛查，初步评定患者的吞咽功能，预防误吸或吸入性肺炎的发生，进一步指导患者选择合适的营养安全供给途径。

（二）专科评估

1. 全身评估

评估患者的意识状态、言语认知情况及配合程度、营养状况、目前营养供给途径、食物形态及量，心理状态。

2. 局部评估

评估患者头部控制能力，口腔有无破损和义齿。

3. 提示

根据患者病情合理选择筛查方法。对于神志不清、年老体弱等不能配合者，暂缓筛查。

4. 评估工具

EAT-10筛查量表（表14-1）、洼田饮水试验分级标准（表14-2）。

表 14-1　EAT-10 吞咽筛查量表

1. 我的吞咽问题已使我体重减轻	0	1	2	3	4
2. 我的吞咽问题影响到我在外就餐	0	1	2	3	4
3. 吞咽液体费力	0	1	2	3	4
4. 吞咽固体食物费力	0	1	2	3	4
5. 吞咽药片(丸)费力	0	1	2	3	4
6. 吞咽时有疼痛	0	1	2	3	4
7. 我的吞咽问题影响我享用食物时的快感	0	1	2	3	4
8. 我吞咽时有食物卡在喉咙里的感觉	0	1	2	3	4
9. 我吃东西时会咳嗽	0	1	2	3	4
10. 我吞咽时感到紧张	0	1	2	3	4

说明:0 表示没有,1 表示轻度,2 表示中度,3 表示重度,4 表示严重;总分为 40 分,分数越高越严重。

表 14-2　洼田饮食试验分级标准

洼田饮水试验分级	评判标准
1 级	Ⅰ级:可一次 5 s 内饮完,无呛咳
2 级	Ⅱ级:一次饮完,但超过 5 s;分两次或以上饮完,无呛咳
3 级	Ⅲ级:能一次饮完,但有呛咳
4 级	Ⅳ级:分两次以上饮完,且有呛咳
5 级	Ⅴ级:多次饮完,或难以饮完,常常有呛咳

说明:结果判断:正常:Ⅰ级;可疑:Ⅱ级;异常:Ⅲ、Ⅳ、Ⅴ级。

(三)操作标准

操作前准备

(1)护士准备:着装整洁,修剪指甲,洗手,戴口罩。

(2)用物准备:压舌板,棉签,手电筒,20 mL 注射器,长柄小勺,塑料杯 2 个,听诊器,擦手纸。

(3)环境准备:整洁,明亮,安全,室温适宜,保护隐私。

(4)患者准备:向患者及其家属解释吞咽障碍筛查的目的、重要性、方法、注意事项及配合要点,询问患者是否需要排便。

操作步骤

(1)核对、解释并取得合作。

(2)患者取坐位或半坐卧位,评估患者意识状态和头部控制能力。

(3)口面部评估:颊、唇、颞下颌关节、颊黏膜、牙齿、舌、软腭。

① 闭唇鼓腮，轻按颊部，观察颊部力量（图 14-1）。

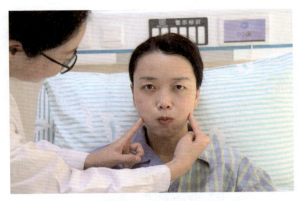

图 14-1　观察颊部力量

② 观察静息状态下唇的位置、有无流涎，做唇角外展动作评估两侧唇角是否对称。

③ 指导患者做主被动张闭口、左右研磨动作。

④ 观察口腔黏膜有无破损、血肿、溃疡，有无龋齿、义齿及食物残留。

⑤ 借助压舌板指导患者做舌头的左右、上下运动，观察舌肌活动情况（图 14-2）。

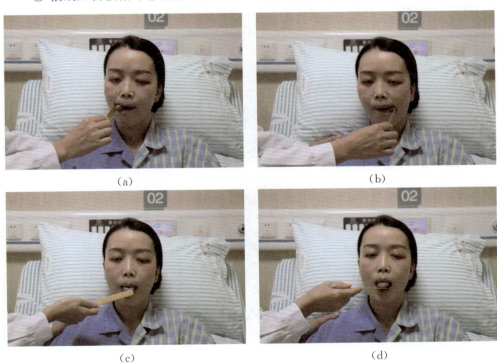

(a)　　　　　　　　　　　　　(b)

(c)　　　　　　　　　　　　　(d)

图 14-2　观察舌肌活动情况

⑥ 使用压舌板按压舌面,指导患者发"啊"音,观察其软腭上抬情况(图 14-3)。

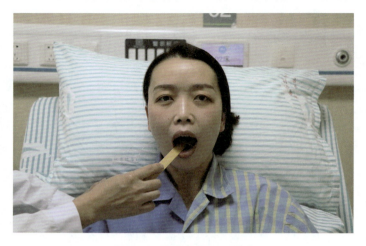

图 14-3　观察软腭上抬情况

(4) 使用 EAT-10 吞咽筛查量表(表 14-1)进行筛查。

(5) 反复唾液吞咽试验。

将手指放在患者的喉结和舌骨处,嘱患者快速反复做吞咽动作,喉结和舌骨随着吞咽运动,越过手指后复位,即判定完成一次吞咽反射(图 14-4)。记录 30 s 内患者完成的吞咽次数(30 s 内老年患者完成 3 次吞咽,年轻患者完成 5 次吞咽即为正常)。

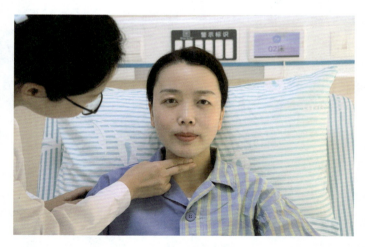

图 14-4　反复唾液吞咽试验

(6) 洼田饮水试验。

① 协助患者取端坐位,如无法坐位,可采取 30°～45°半卧位,头部稍前屈。

② 先让患者依次喝下 1～3 汤匙水,如无问题,再让患者像平常一样喝下

30 mL水,然后观察和记录饮水时间、有无呛咳、饮水状况等。

③ 根据其饮水次数及呛咳情况,将评估结果分为表 14-2 中的 5 个级别。

(7) 用纸巾擦拭口唇。

(8) 根据筛查结果,告知患者及其家属吞咽功能是否存在问题。

(9) 清理用物,洗手,记录。

（四）专科效果评价

(1) 患者安全、无误吸。

(2) 筛查过程中患者无严重呛咳、呼吸困难、发绀等现象的发生。

(3) 操作环节符合标准,筛查手法正确、评估结果能反应患者吞咽功能存在的问题。

（五）注意事项

1. 患者教育与配合

(1) 操作前向患者及其家属说明吞咽障碍筛查的目的、重要性、配合要点,消除患者紧张、对抗心理,取得配合。

(2) 操作前向患者解释筛查过程中可能出现的特殊情况,如呛咳、窒息等。

(3) 重视初步筛查及每次进食期间的观察,防止误吸,特别是隐性误吸的发生。

2. 吞咽障碍筛查注意事项

(1) 如口腔内有可脱卸义齿,务必将义齿取下之后再行筛查。

(2) 饮水吞咽试验应使用温开水,不可使用饮料或汤汁。

(3) 在急性期进行吞咽障碍筛查,应在患者病情稳定、主管医师允许后方可进行。

(4) 筛查过程中注意观察患者病情变化、有无呛咳、窒息等特殊情况发生。

(5) 筛查后及时告知患者及其家属评定结果,对于有吞咽障碍的患者,严格做好进食指导。

十五、 吞咽障碍摄食训练指导技术

脑卒中急性期摄食-吞咽障碍的发生率高达 29%～60.4%。目前临床实践表明，脑卒中吞咽障碍尚无特异的药物治疗，康复训练已成为主要的治疗手段。其中摄食训练也就是直接训练，包括食物调整、姿势调整、一口量调整、进食工具、环境改造等代偿方法。

（一） 实施目的

评估患者是否需要专业医疗人员的诊治或进一步的仪器评估。判断经口进食的安全性。规避吞咽障碍相关风险：如患者体位，患者对辅助和监督的需要。确定是否有必要采取代偿方案（如食物/液体调整）。使吞咽功能的效率和有效性最大化，保证患者的营养供应，改善与吞咽相关的生活质量。

（二） 专科评估

1. 全身评估

评估患者意识状态及配合程度、肢体活动能力、肌力及肌张力情况、坐位平衡、自理能力、心理状态、皮肤情况、生命体征，尤其是能否保持头部抬高的姿势。

2. 局部评估

评估患者喉结、舌运动情况，有无食物从口角流出，口腔内有无食物残留，进食时有无呛咳，进食后声音有无改变及听诊情况。必要时行视频透视吞咽检查（VFSS）或纤维内镜吞咽功能检查（FEES）。

3. 提示

严重认知功能障碍不能配合者，口、咽、食管病变者均应暂缓训练。

4. 专科用物、仪器设备、器具的选择

增稠剂、刻度杯、长柄小勺。

5. 评估工具

Barthel 评分、徒手肌力检查分级标准、人体关节活动度评定表、改良 Ashworth 痉挛评定标准(表 15-1)、Berg 平衡量表、EAT-10 吞咽筛查量表、洼田饮水试验、反复唾液吞咽试验。

表 15-1　改良 Ashworth 痉挛评定标准

0 级	无肌张力的增加
Ⅰ 级	肌张力轻度增加,受累部分被动屈伸时,ROM 之末出现突然的卡住然后释放或出现最小的阻力
Ⅰ⁺ 级	肌张力轻度增加,被动屈伸时,在 ROM 后 50% 范围内突然出现卡住,当继续把 ROM 检查进行到底时,始终有小的阻力
Ⅱ 级	肌张力较明显增加,通过 ROM 的大部分时,阻力均较明显地增加,但受累部分仍能较容易地移动
Ⅲ 级	肌张力严重增高,进行 PROM 检查有困难
Ⅳ 级	僵直,受累部分不能屈伸

(三)操作标准

操作前准备

(1)护士准备:着装整洁,修剪指甲,洗手,戴口罩。

(2)用物准备:病历,压舌板,棉签,手电筒,10 mL 注射器,长柄小勺,塑料杯 2 个(一杯内装 30 mL 凉开水或矿泉水,另一杯装 20 mL 凉开水或矿泉水),听诊器,擦手纸等。

(3)环境准备:整洁,明亮,安静,安全,室温适宜。

(4)患者准备:向患者及其家属解释操作的目的、重要性、方法、注意事项及配合要点,询问患者是否需要排便。

操作步骤

根据吞咽障碍筛查结果制订个体化训练方案。

1. 直接训练

(1)患者取坐位或半卧位,头部前屈,偏瘫侧肩部以枕垫起,操作者位于患者

健侧。

（2）操作者持手电筒观察患者口腔清洁度及有无破损。

（3）食物形态调整：首选糊状食物。如患者有饮水呛咳情况，可以在稀液体食品内加入适量的增稠剂以增加内聚性，减缓液体流动速度，进而减少误吸风险。

（4）食物在口中的位置：食物放在健侧舌后部或健侧颊部（图 15-1）。

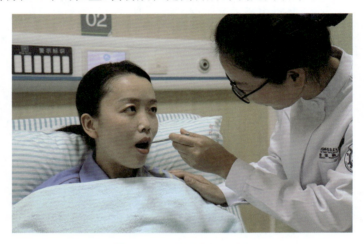

图 15-1 食物放置在健侧

（5）一口量的选择：正常人约为 20 mL。先试少量（3～4 mL），酌情增加（按 3 mL，5 mL，10 mL 依次增加）。调整合适的进食速度，前一口吞咽完毕后再进食下一口，避免 2 次食物重叠入口。

2. 代偿性训练

（1）侧方吞咽：指导患者分别左、右侧转头，做侧方吞咽（图 15-2）。

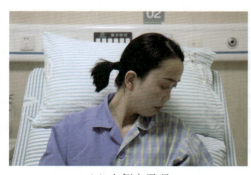 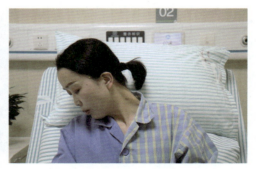

（a）左侧方吞咽   （b）右侧方吞咽

图 15-2 侧方吞咽

（2）空吞咽：指导患者进食吞咽后，反复做几次空吞咽，使食团全部咽下，然后再进食。可除去残留食物防止误咽。

（3）交替吞咽：每次进食吞咽后饮极少量的水（1～2 mL），有利于刺激诱发吞咽反射，又能达到除去咽部残留食物的目的。

（4）用力吞咽：指导患者将舌用力向后移动，帮助食物推进，通过咽腔，以增大口腔吞咽压，减少食物残留。

（5）点头样吞咽：颈部尽量前屈形状似点头，同时做空吞咽动作，可去除会厌谷残留食物（图15-3）。

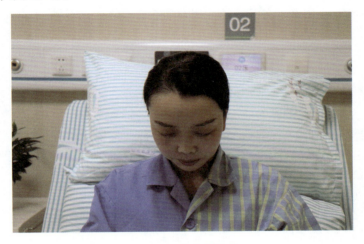

图 15-3　点头样吞咽

（6）低头吞咽：颈部尽量前屈姿势吞咽，会厌谷的空间扩大，并让会厌向后移位，避免食物溢漏入喉前庭，有利于保护气道、收窄气管入口。咽后壁后移，使食物尽量离开气管入口处（图15-4）。

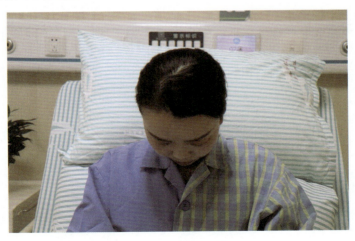

图 15-4　低头吞咽

（7）吞咽时计时，确定合适的进食速度，吞咽后手电筒观察口腔否有食物

101

残留。

（8）指导患者进食后保持坐位、半卧位 30 min 以上，勿剧烈运动或咳嗽。

（9）清理用物，洗手，记录。

（五）注意事项

（1）吞咽姿势调整方法的选择宜在吞咽造影检查时，先观察有效的吞咽姿势，然后再选取有效姿势进行训练，吞咽姿势调整一般仅作为暂时性使用的方法，逐步过渡到能以正常吞咽姿势进食后应停用。

（2）患者采取安全的抬高上身的体位，病情允许下，身体保持 90°坐位，并且屈曲头部或者颈部。不能坐起者采取床上仰卧位 30°，患侧肩下垫软枕，患侧上肢置于餐板上或软枕上，予良肢位摆放。

（3）操作者位于患者健侧，保持环境安静，以便集中注意力，更好地训练。

（4）经口进食，必须严格遵守经过吞咽筛查评估后制订的食物性状、剂量和进食次数。观察进食时声音有无改变，以判断咽部食物残留情况。

（5）注意餐具的选择，采用浅口、小头的长柄勺，容量以 5～10 mL 为宜。

（6）吞咽时或吞咽后，如有呛咳、误吸，呼吸时有湿啰音或者水泡声提示误吸和咽部、喉部有食物残留，及时对症处理，必要时立即终止训练。

（7）唾液分泌减少或增多、口腔内自净能力下降、食物残渣存留、定植菌不能有效清除等都是误吸所致吸入性肺炎的影响因素，应采取切实有效的措施保障口腔卫生。

（8）经口进食的患者服用药片或胶囊时，可选择凝胶包裹后送服，以确保药物的治疗作用与进食安全。

（9）吞咽障碍患者食物性状的选择应根据临床和仪器评估的结果来确定，可结合受累吞咽器官的部位，因地制宜地选择适当食物并进行合理配制，不同质地的食物根据需要添加适当的食物调整剂，即可调制成不同形态。

十六、 认知障碍筛查技术

认知障碍是脑损伤导致大脑为解决问题而摄取、储存、整合和处理信息的基本功能出现异常的表现,包括失认、失用、失语、单侧忽略、注意障碍、记忆障碍、执行能力障碍等。运用量表可对脑损伤患者认知功能进行评估,初步评判其认知功能损害情况。

（一） 实施目的

通过认知功能筛查,能较全面地了解患者的认知状态和认知特征,对认知障碍和痴呆的诊断及病因分析有重要作用。

（二） 专科评估

1. 全身评估

评估患者病情、意识状况及配合程度、自理能力、视力、听力、文化程度。

2. 局部评估

评估患者语言功能、偏瘫肢体部位。

3. 专科用物、仪器设备、器具的选择

测评卡片(铅笔、手表)。

4. 评估工具

记忆障碍自评量表(AD-8 量表)(表 16-1)、简易精神状态检查量表(MMSE)(表 16-2)、蒙特利尔认知评估量表(MoCA)(表 16-3)。

表 16-1　记忆障碍自评量表(AD-8 量表)

请判断在接下来的几项内容中,您在过去几年中是否有改变? 如果有,请选"是,有改变",如果没有请选"不是,没有改变",如果不确定,请选"不知道"。

1/8:判断力出现问题。
□是,有改变
□不是,没有改变
□不知道
2/8:对业余爱好、活动的兴趣下降。
□是,有改变
□不是,没有改变
□不知道
3/8:反复重复相同的事情。
□是,有改变
□不是,没有改变
□不知道
4/8:学习使用工具等存在困难。
□是,有改变
□不是,没有改变
□不知道
5/8:记不清当前月份或年份等。
□是,有改变
□不是,没有改变
□不知道
6/8:处理复杂的财务存在问题。
□是,有改变
□不是,没有改变
□不知道
7/8:记住约定的时间有困难。
□是,有改变
□不是,没有改变
□不知道
8/8:每天都有思考和(或)记忆方面的问题。
□是,有改变
□不是,没有改变
□不知道

表 16-2　简易精神状态检查量表(MMSE)

定向力(10分)	1. 今年是哪一年? 现在是什么季节? 现在是几月份? 今天是几号? 今天是星期几?
	2. 你现在在哪个省? 你现在在哪一县(区)? 你现在在哪一乡(街道)? 这里是什么地方? 你现在在哪一层楼上?
记忆力(3分)	3. 告诉你三种东西,我说完后,请你重复一遍并记住,待会还会问你(各1分,共3分) 皮球　国旗　树木
注意力和计算力(5分)	4. 100-7=? 连续减5次(93、86、79、72、65。各1分,共5分。若错了,但下一个答案正确,只记一次错误)
回忆能力(3分)	5. 现在请你说出我刚才告诉你让你记住的那些东西。
语言能力(9分)	6. 命名能力: 出示手表(卡片),问这个是什么东西? 出示铅笔(卡片),问这个是什么东西?
	7. 复述能力: 我现在说一句话,请跟我清楚的重复一遍(四十四只石狮子)!
	8. 三步命令: 我给您一张纸请您按我说的去做,现在开始:"用右手拿着这张纸,用两只手将它对折起来,放在大腿上。"(每个动作1分,共3分)
	9. 阅读能力:(请闭上您的眼睛) 请你念这句话,并按上面意思去做!
	10. 书写能力: 写出一个完整的句子。
	11. 结构能力: (出示图案)请你照下面的图案画下来!

说明:① 本检查要求在10分钟内完成,第5题和第3题应间隔3 min。

　　② 计算方法:正确回答或完成1项计1分,30项得分相加即为总分,共30分。

　　③ 划分痴呆标准:文盲≤17分,小学程度≤20分,中学程度(包括中专)≤22分,大学程度(包括大专)≤23分。

表 16-3　蒙特利尔认知评估量表(MoCA)

视空间与执行功能			得分

画钟表(11 点过 10 分)(3 分)　___/5

复制立方体

[　]	[　]	轮廓[　]指针[　]数字[　]

命名		

___/3

[　]	[　]	[　]

记忆	读出下列词语,然后由患者重复上述过程重复 2 次,5 分钟后回忆		面孔	天鹅绒	教堂	菊花	红色	不计分
		第一次						
		第二次						

注意	读出下列数字,请患者重复(每秒 1 个)	顺背[　]	21854	___/2
		倒背[　]	742	
	读出下列数字,每当数字出现 1 时,患者敲 1 下桌面,错误数大于或等于 2 不给分	[　　]52139411806215194511141905112		___/2
	100 连续减 7	[　]93　[　]86　[　]79　[　]72　[　]65		___/3
	4~5 个正确给 3 分,2~3 个正确给 1 分,全部错误为 0 分			

语言	重复:"我只知道今天张亮是来帮过忙的人"[　] "狗在房间的时候,猫总是躲在沙发下面"[　]	___/2
	流畅性:在 1 分钟内尽可能多地说出动物的名字[　] _____(N≥11 名称)	___/1

（续表）

抽象	词语相似性:香蕉—橘子＝水果　　　[　]火车—自行车　　　[　]手表—尺子						＿/2
延迟回忆	回忆时不能提醒	面孔 [ ]	天鹅绒 [ ]	教堂 [ ]	菊花 [ ]	红色 [ ]	仅根据非提示记忆得分	＿/5
	分类提示						
	多选提示						
定向	日期[　] 月份[　] 年代[　] 星期几[　] 地点[　] 城市[　]						＿/6
总分							＿30

注：如果受教育年限＜12年，则加1分。

（三）操作标准

操作前准备

（1）护士准备：着装整洁，修剪指甲，洗手，戴口罩。

（2）用物准备：3张清洁平整的白纸，测评卡片，AD-8量表，简易精神状态检查量表（MMSE），蒙特利尔认知评估量表（MoCA），必要时准备老花镜及助听器。

（3）环境准备：整洁，明亮，安全，室温适宜。

（4）患者准备：向患者或其家属讲解认知功能筛查的目的、方法、注意事项及配合要点，询问是否需要排便。

操作步骤

（1）核对患者，解释并取得合作。

（2）协助患者取舒适的坐位，调节床旁桌至合适高度。有条件者在认知测评室进行测评。

（3）询问患者近期有无记忆力下降等表现。

（4）指导患者使用AD-8记忆障碍自评量表进行自评。

（5）使用简易智能精神状态检查量表（MMSE）对患者进行认知功能测评。准确填写患者的姓名、性别、年龄、文化程度、照料者姓名、家庭住址、电话、评定时间、既往病史。

简易智能精神状态检查量表（MMSE）使用说明：

① 定向力（最高分：10分）。

■ 首先询问日期，之后再针对性地询问其他部分，如"您能告诉我现在是什么季节"，每答对一题得1分。

█ 请依次提问,"您能告诉我我们在什么省市吗(区县?街道?什么地方?第几层楼?)",每答对1题得1分。

② 记忆力(最高分:3分)。

告诉被测试者您将问几个问题来检查他/她的记忆力,然后清楚、缓慢地说出3个相互无关的东西的名称(如皮球、国旗、树木,大约1s说1个)。说完所有的3个名称之后,要求被测试者重复它们。被测试者的得分取决于他们首次重复的答案。如果他们没能完全记住,你可以重复,但你重复的次数不能超过5次。

如果5次后他们仍然未能记住所有的3个名称,那么对于回忆能力的检查就没有意义了。(请跳过第(4)部分"回忆能力"检查)

③ 注意力和计算力(最高分:5分)。

要求患者从100开始减7,之后再减7,一直减5次(即93,86,79,72,65)。每答对一个得1分,如果前次错了,但下一个答案是对的,也得1分。

④ 回忆能力(最高分:3分)。

如果前次被测试者完全记住了3个名称,现在就让他们再重复一遍。每正确重复一个得1分。

⑤ 语言能力(最高分9分)。

█ 命名能力(0~2分):拿出手表卡片给测试者看,要求他们说出这是什么?之后再拿出铅笔问他们同样的问题(图16-1)。

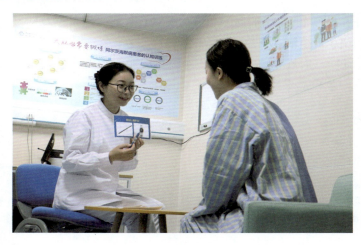

图16-1 命名能力测试

█ 复述能力(0~1分):要求被测试者注意你说的话并重复一次,注意只允许重复一次。这句话是"四十四只石狮子",只有正确、咬字清楚的才记1分。

█ 三步命令(0~3分):给被测试者一张空白的平纸,要求对方按你的命令去做,注意不要重复或示范。只有按正确顺序做的动作才算正确,每个正确动作记1分。

■ 阅读能力（0～1分）：拿出一张"请闭上您的眼睛"卡片给被试者看，要求被测试者读它并按要求去做。只有他们确实闭上了眼睛才能得分。

■ 书写能力（0～1分）：给被测试者一张白纸，让他们自发地写出一个完整的句子。句子必须有主语、动词，并有意义。注意，测试者不能给予任何提示。语法和标点的错误可以忽略。

■ 结构能力（0～1分）：在一张白纸上画有交叉的两个五边形，要求被测试者照样准确地画出来。评分标准：五边形需画出5个清楚的角和5个边。同时，两个五边形交叉处为菱形。线条的抖动和图形的旋转可以忽略。

（6）统计测评得分，文盲≤17分，17分＜小学文化≤20分，20分＜中学文化或以上≤24分，结果提示异常。

（7）如患者MMSE测评结果未见异常，但患者有近期记忆力明显下降主诉，需由医生使用MoCA量表对患者进一步测评。

蒙特利尔认知评估量表（MoCA）使用说明：

① 视空间与执行功能（5分）。

■ 交替连线测试。

指导语："我们有时会用'1，2，3……'或者'甲，乙，丙……'来表示顺序。请您按照从数字到汉字逐渐升高的顺序画一条连线。从这里开始［指向数字（1）］，从1连向甲，再连向2，并一直连下去，到5这里结束［指向汉字（戊）］"。

评分：当患者完全按照"1—甲—2—乙—3—丙—4—丁—5—戊"的顺序进行连线且没有任何交叉线时给1分。当患者出现任何错误而没有立刻自我纠正时，给0分。

■ 视结构技能（立方体）。

指导语（检查者指着立方体）："请您照着这幅图在下面的空白处再画一遍，并尽可能精确。"

评分：完全符合下列标准时，给1分：图形为三维结构，所有的线都存在，无多余的线，相对的边基本平行，长度基本一致（长方体或棱主体也算正确）。上述标准中，只要违反其中任何一条，即为0分。

■ 视结构技能（钟表）。

指导语："请您在此画一个钟表，填上所有的数字并指出11点10分。"

评分：符合下列三个标准时，分别给1分：轮廓（1分）：表面必须是个圆，允许有轻微的缺陷（如圆没有闭合）；数字（1分）：所有的数字必须完整且无多余数字，数字顺序必须正确且在所属的象限内，可以是罗马数字，数字可以放在圆圈之外；指针（1分）：必须有两个指针且一起指向正确的时间，时针必须明显短于分针，指针的中心交点必须在表内且接近于钟表的中心。上述各项目的标准中，如果违反其中任何一条，则该项目不给分。

② 命名（3分）。

指导语：自左向右指着图片问患者："请您告诉我这个动物的名字。"

评分:每答对一个给 1 分。正确回答是:a. 狮子;b. 犀牛;c. 骆驼或单峰骆驼。

③ 记忆(不计分)。

指导语:检查者以每秒钟 1 个词的速度读出 5 个词,并向患者说明:"这是一个记忆力测试。在下面的时间里我会给您读几个词,您要注意听,一定要记住。当我读完后,把您记住的词告诉我。回答时想到哪个就说哪个,不必按照我读的顺序。"把患者回答正确的词在第一次的空栏中标出。当患者回答出所有的词,或者再也回忆不起来时,把这 5 个词再读一遍,并向患者说明:"我把这些词再读一遍,努力去记并把您记住的词告诉我,包括您在第一次已经说过的词。"把患者回答正确的词在第二次的空栏中标出。第二次结束后,告诉患者一会儿还要让他回忆这些词:"在检查结束后,我会请您把这些词再回忆一次。"

④ 注意(6 分)。

■ 数字顺背广度。

指导语:"下面我说一些数字,您仔细听,当我说完时您就跟着照样背出来。"按照每秒钟 1 个数字的速度读出这 5 个数字。

■ 数字倒背广度。

指导语:"下面我再说一些数字,您仔细听,但是当我说完时您必须按照原数倒着背出来。"按照每秒钟 1 个数字的速度读出这 5 个数字。

评分:复述准确,每一个数列分别给 1 分(注:倒背的正确回答是 2—4—7)。

■ 警觉性。

指导语:检查者每秒钟 1 个的速度读出数字串,并向患者说明:"下面我要读出一系列数字,请注意听。每当我读到 1 的时候,您就拍一下手。当我读到其他的数字时不要拍手。"

评分:如果完全正确或只有一次错误则给 1 分,否则不给分(错误时是指当读 1 的时候没有拍手,或读其他数字时拍手)。

■ 连续减 7。

指导语:"现在请您做一道计算题,从 100 中减去 7,而后从得数中再减去 7,一直往下减,直到我让您停下为止。"如果需要,可以再向患者讲一遍。

评分:本条目总分 3 分。全部错误记 0 分,1 个正确给 1 分,2~3 个正确给 2 分,4~5 个正确给 3 分。从 100 开始计算正确的减数,每一个减数都单独评定,也就是说,如果患者减错了一次,而从这一个减数开始后续的减 7 都正确,则后续的正确减数要给分。

⑤ 语言(3 分)。

■ 重复。

指导语:"现在我要对您说一句话,我说完后请您把我说的话尽可能原原本本地重复处理[暂停一会儿]:我只知道今天张亮是来帮过忙的人。"患者回答完毕后,

"现在我再说另一句话,我说完请您也把它尽可能原原本本地重复出来[暂停一会儿]:狗在房间的时候,猫总是躲在沙发下面。"

评分:复述正确,每句话分别给 1 分。复述必须准确。注意复述时出现的省略(如省略了"只""总是")以及替换/增加(如"我只知道今天张亮……"说成"我只知道张亮今天……";或者"房间"说成"房子"等)都不给分。

■ 词语流畅性。

指导语:"请您尽可能快、尽可能多地说出您所知道的动物的名称。时间为 1 min,请您想一想准备好了吗? 开始。"1 min 后停止。

评分:如果患者 1 min 内说出的动物名称≥11 个,则记 1 分。同时在检查表的背面或两边记下患者的回答内容。龙、凤凰、麒麟等神化动物也算正确。

⑥ 抽象(2 分)。

让患者解释每一对词语在什么方面相类似,或者说他们有什么共性。指导语从例词开始。

指导语:"请您说说橘子和香蕉在什么方面相类似?"如果患者回答的是一种具体特征(如都有皮或都能吃等),那么只能再提示一次:"请再换一种说法,他们在什么方面相类似?"如果患者仍未给出准确回答(水果),则说:"您说的没错,也可以说它们都是水果。"但不要给出其他任何解释或说明。在练习结束后,说:"您再说说火车和自行车在什么方面相类似?"当患者回答完毕后,再进行下一组词:"您再说说手表和尺子在什么方面相类似?"不要给出其他任何说明或启发。

评分:只对后两组词的回答进行评分。回答正确,每组词分别给 1 分。只有下列回答被视为正确:

火车和自行车:运输工具、交通工具、旅行用的。

手表和尺子:测量仪器、测量用的。

下列回答不能给分:

火车和自行车:都有轮子。

手表和尺子:都有数字。

⑦ 延迟回忆(5 分)。

指导语:"刚才我给您读了几个词让您记住,请您再尽量回忆一下,告诉我这些词都有什么?"对未经提示而回忆正确的词,在下面的空栏中打钩"√"做标记。

评分:在未经提示下自由回忆正确的词,每词给 1 分。

可选项目:在延迟自由回忆之后,对于未能回忆起来的词,通过语义分类线索鼓励患者尽可能地回忆。经分类提示或多选提示回忆正确者,在相应的空栏中打钩"√"做标记。先进行分类提示,如果仍不能回忆起来,再进行多选提示。例如:"下列词语中哪一个是刚才记过的:鼻子,面孔,手掌?"各词的分类提示/多选提示如下:

面孔:身体的一部分/鼻子、面孔。

天鹅绒:一种纺织品面料/的确良、天鹅绒。

教堂:一座建筑/教堂、学校、医院。

菊花:一种花/玫瑰、菊花、牡丹。

红色:一种颜色/红色、蓝色、绿色。

评分:线索回忆不计分。线索回忆只用于临床目的,为检查者分析患者的记忆障碍类型提供进一步的信息。对于提取障碍导致的记忆缺陷,线索可提高回忆成绩。如果是编码障碍,则线索无助于提高回忆成绩。

⑧ 定向(6 分)。

指导语:"告诉我今天是什么日期。"如果患者回答不完整,则可以分别提示患者:"告诉我现在是哪年,哪月,今天确切日期,星期几。"然后再问:"告诉我这是什么地方,它在哪个城市?"

评分:每正确回答一项给 1 分。患者必须回答精确的日期和地点(医院、诊所、办公室的名称)。日期上多一天或少一天都算错误,不给分。

评估结果:如果患者受教育年限<12 年,则在其原测评得分上加 1 分作为最终测评得分。MoCA 得分≤26 分时提示异常。

(8)清理用物,洗手,记录。

(四) 专科效果评价

(1)关爱患者,有效沟通。
(2)操作者能熟练正确使用指导语。
(3)操作者要对注意事项及健康教育交代完整。
(4)操作者根据测评结果能为患者制订个体化认知干预方案。
(5)患者安全、舒适、满意。

(五) 注意事项

(1)操作前应向患者及其家属详细讲解筛查的目的,理解同意后方可进行。
(2)患者突发情绪失控或者中途拒绝接受筛查时立即停止操作。
(3)筛查时间没有严格限制。
(4)筛查过程中以鼓励为主,注重人文关怀。
(5)筛查过程中测评者不得有过多提示。
(6)有家属陪伴时不得给予患者任何提示。

十七、 神经源性膀胱康复护理评估

神经源性膀胱是由于神经调控出现紊乱而导致的下尿路功能障碍,通常需在存有神经病变的前提下才能诊断。根据神经病变的程度及部位的不同,神经源性膀胱有不同的临床表现。神经源性膀胱可引起多种长期并发症,最严重的是上尿路损害、肾功衰竭。全面详尽的评估对于早期诊断、康复护理方案的选择、康复效果动态评价、后续并发症的风险预防有重要意义。

(一) 病史评估

详尽的病史采集是神经源性膀胱诊断的首要步骤。

评估内容:遗传性及先天性疾病史、代谢性疾病史、神经系统疾病史、外伤史、既往治疗史、生活方式及生活质量的调查、尿路感染史,女性应询问月经及婚育史。

(二) 症状评估

1. 泌尿生殖系统症状评估

(1) 下尿路症状:症状开始出现的时间可为分析与神经系统疾病的因果关系提供依据。下尿路症状包括储尿期症状、排尿期症状和排尿后症状。储尿期症状包括尿急、尿频、夜尿、尿失禁、遗尿等;排尿期症状包括排尿困难、膀胱排空不全、尿潴留、尿痛等;排尿后症状包括尿后滴沥等。上述症状推荐以 24 h 排尿日记表(表17-1)的形式加以记录。

(2) 膀胱感觉异常:有无异常的膀胱充盈感及尿意等。

(3) 泌尿系管理方式:腹压排尿、叩击排尿、挤压排尿、自行漏尿、间歇导尿、长期留置尿管、留置膀胱造瘘管等。

(4) 性功能障碍症状:生殖器有无缺损;生殖器区域敏感性;男性注意是否存在勃起功能障碍、性高潮异常、射精异常等,女性注意是否存在性欲减退、性交困难等。

（5）其他：如腰痛、盆底疼痛、血尿、脓尿等。

表 17-1　排尿日记记录表

床号_____　姓名_____　住院号_____　诊断_____　首次间歇导尿日期_____

日期	时间	进水量	漏尿	自排	导尿	其他
	7：00					
	8：00					
	9：00					
	10：00					
	11：00					
	12：00					
	13：00					
	14：00					
	15：00					
	16：00					
	17：00					
	18：00					
	19：00					
	20：00					
	21：00					
	22：00					
	23：00					
	24：00					
	1：00					
	2：00					
	3：00					
	4：00					
	5：00					
	6：00					
	总量					

说明：

① 进水量包括水、汤、果汁、粥、麦片、其他饮品，每日总量不超过 2000 mL。② 临睡前 3 小时不饮水。③ 自主排尿量请在"自排"栏填上容量。④ 漏尿：尿湿裤子、尿湿床单、尿湿尿片，请在"漏尿"栏上填上＋、＋＋、＋＋＋。⑤ 其他：如尿中带血（▼）、尿有臭味（※）、混浊（●）、有沉淀物（◆）、插尿管有困难（⊙）、发热（×）等，请在"其他"栏填上症状符号。

2. 肠道症状评估

频繁排便、便秘或大便失禁；直肠感觉异常、里急后重感；排便习惯改变等。

3. 神经系统症状

包括神经系统原发病起始期、进展期及治疗后的症状，肢体感觉运动障碍、肢体痉挛、自主神经反射亢进、精神症状及理解力等。

4. 其他症状

如发热以及血压增高等自主神经功能障碍症状。

（三）体格检查

1. 一般体格检查

评估患者精神状态、意识、认知、步态、生命体征等。

2. 泌尿及生殖系统检查

常规进行肛门直肠指诊，了解肛门括约肌张力和大便嵌塞情况。女性要注意是否合并盆腔器官脱垂等；男性要注意检查前列腺，了解软硬程度和是否有波动等。

（四）实验室检查

（1）血、尿常规等。
（2）肾功能等生化检查。
（3）尿细菌学检查等。

（五）影像学检查

（1）泌尿系超声、泌尿系平片等。
（2）静脉尿路造影：
① 泌尿系磁共振尿路成像（magnetic resonance urography，MRU）：MRU 对上尿路的评估与 CT 相似，该检查无需使用造影剂即在冠状面等多个层面非常清晰地完整显示肾盂积水形态、输尿管迂曲扩张、壁段输尿管狭窄、膀胱形态等尿路形态变化，并对上尿路积水扩张程度进行分度，且不受肾功能影响。

② 核素检查：包括肾图、利尿肾图或肾动态检查，可反映分侧肾功能情况，明确肾脏供血状态。利尿肾图可以鉴别上尿路梗阻（如壁段输尿管梗阻）的性质是机械性还是动力性。

③ 膀胱尿道造影。

（六）专科评估

评估时机：入院当日、实施膀胱管理时、管理后每月、出院时。

专科用物、仪器设备、器具的选择：根据患者神经源性膀胱评估类型，选择符合患者病情需要的仪器设备。如尿流动力学测定仪、B超仪、简易膀胱容量与压力测定装置（因条件限制及病情不允许行简易膀胱容量压力测定）。

1. 无创评估

（1）24 h排尿日记：这是一项半客观的检查项目，连续记录3天以上且数据具有参考意义。

（2）残余尿测定：建议在排尿之后即刻通过超声、膀胱容量测定仪及导尿等方法测量残余尿。对于神经源性膀胱患者的下尿路功能状态的初步判断、治疗策划及随访具有重要价值。便携式膀胱容量测定仪因使用简单、无创、可重复多次监测，应积极推广。

（3）自由尿流率：一般在有创的尿动力学检查前进行，并重复测定2～3次，以得到更加可靠的结果。检查中注意相关体位以获得更可靠的结果。尿流率检查时可能的异常表现包括低尿流率、低排尿量、间断排尿、排尿踌躇、尿流曲线形态非钟形和残余尿增多。

2. 有创评估

（1）尿动力学检查：能对下尿路功能状态进行客观定量的评估，是揭示神经源性膀胱患者下尿路功能障碍的病理生理基础的唯一方法，是证实神经源性膀胱患者尿路功能障碍及其病理生理改变的"金标准"。

① 充盈期膀胱压力-容积测定（cystometrogram，CMG）：此项检查是模拟生理状态下的膀胱在充盈和储尿期的压力-容积变化，并以曲线的形式记录下来，能准确记录充盈期膀胱的感觉、膀胱顺应性、逼尿肌稳定性、膀胱容量等指标。

② 漏尿点压测定。

■ 逼尿肌漏尿点压（detrusor leak point pressure，DLPP）测定：DLPP是指在无逼尿肌自主收缩及腹压增高的前提下，膀胱充盈过程中出现漏尿时的最小逼尿肌压力，可用以预测上尿路损害危险，当DLPP$\geqslant$40 cmH$_2$O时上尿路发生继发性损害的风险显著增加。在无逼尿肌自主收缩及腹压改变的前提下，灌注过程中逼尿肌压达到 40 cmH_2O 时的膀胱容量称为相对安全膀胱容量。严重的膀胱输尿管反流可缓冲膀胱压力,这种情况下,若反流出现在逼尿肌压力达到 40c mH_2O 之前,则相对安全膀胱容量为开始出现反流时的膀胱容量。因此,将 DLPP≥40 cmH_2O 作为上尿路损害的危险因素,其在神经源性膀胱的处理中具有重要意义。

■ 腹压漏尿点压(abdominal leak point pressure, ALPP)测定:ALPP 指腹压增加至出现漏尿时的膀胱腔内压力,主要反映尿道括约肌对抗腹压增加的能力。该指标在部分由于尿道括约肌去神经支配所致的压力性尿失禁患者中具有意义,对于其他神经源性膀胱患者中的临床应用价值有限。

③ 压力-流率测定(pressure flow study):该检查反映了逼尿肌与尿道括约肌的功能及协同状况,是二者在排尿过程中共同作用的结果,主要用来确定患者是否存在膀胱出口梗阻(bladder outlet obstruction,BOO),特别是有无机械性或解剖性因素所致的 BOO。

④ 肌电图(EMG)检查:用以记录尿道外括约肌、尿道旁横纹肌、肛门括约肌或盆底横纹肌的肌电活动,间接评估上述肌肉的功能状态。

⑤ 尿道压力测定:此项检查主要用以测定储尿期尿道控制尿液的能力,反映的是尿道括约肌的状态,以及尿道有无瘢痕狭窄等。

⑥ 影像尿动力学检查(video urodynamics,VUDS):此项检查是将充盈期膀胱测压、压力-流率测定等尿动力学检查与 X 线或 B 型超声等影像学检查相结合,结合的形式可以是完全同步或非同步两种。影像尿动力检查,特别是结合 X 线的影像尿动力检查是目前诊断逼尿肌-尿道外括约肌协同失调(DESD)、逼尿肌-膀胱颈协同失调(DBND),判断膀胱输尿管反流(VUR)和漏尿点压力等神经源性膀胱患者尿路病理生理改变最准确的方法。

(2)神经电生理检查:是对神经系统物理检查的延伸,目前已有专门针对下尿路和盆底感觉和运动功能的神经通路的电生理学检查,对神经源性膀胱患者的膀胱和盆底功能障碍进行评估,为治疗方案的制订和患者的预后判断提供参考。

(3)简易膀胱容量压力测定(详见"清洁间歇导尿技术")。

知识拓展　24 h 排尿日记

排尿日记广泛应用于各种排尿功能障碍的研究,是评估下尿路功能状况最简单且无创伤的方法,患者在院外即可自行完成。主要记录进水量、漏尿量、自排量等内容,一般记录 3 天以上。根据日记内容可以计算患者每日排尿次数、尿失禁次数、单次尿量及 24 h 总尿量等(表 17-1)。

在尿流动力学实验室,将排尿日记中的数据输入到计算机中,用软件计算出每次平均尿量、频率、平均每分钟尿量、两次排尿间隔时间、每一特定时期的尿量,并可以输出一份 24 h 的时间尿量图、全天排出的总量与白天黑夜的尿量比等参数,同时列出对应的正常人数据和标准差。

十八、 神经源性膀胱训练技术

神经源性膀胱可引起多种并发症,最严重的是上尿路损害、肾衰竭。膀胱再训练根据学习理论和条件反射原理,通过患者的主观意识活动或功能锻炼来改善膀胱的储尿和排尿功能,从而使下尿路功能的部分恢复,并减少下尿路功能障碍对机体的损害。主要包括:行为技巧、反射性排尿训练、辅助排尿训练(Valsalva 屏气法和 Crede 按压法)、肛门牵张训练及盆底肌训练。

(一) 实施目的

恢复和重建膀胱功能,促进膀胱排空,减少残余尿量,避免泌尿系统感染,保护肾脏功能,减少并发症,提高生活质量,降低病死率。

(二) 专科评估

1. 病史评估与症状评估

详见"神经源性膀胱康复护理评估"。

2. 提示

对于心肺肝脑肾严重病变或心功能不全者、前列腺严重肥大或肿瘤者、尿道畸形或梗阻者、膀胱或尿路严重感染者禁止行此项训练。

(三) 操作标准

操作前准备

(1) 护士准备:着装整洁,修剪指甲,洗手,戴口罩。

(2) 用物准备:病历,医嘱单,饮水排尿日记单,乳胶或薄膜手套,液状石蜡;必要时备温热毛巾,开塞露,温水,水盆,水杯,一次性速干手消毒剂等。

（3）环境准备：整洁，明亮，安全，室温适宜，保护隐私。

（4）患者准备：向患者及其家属解释膀胱训练的目的、重要性、方法、注意事项及配合要点。

操作步骤

（1）核对患者，解释并取得合作。

（2）拉隔帘，保护患者隐私。

（3）进行尿动力学检查，评估膀胱功能并分型：尿失禁、尿潴留、尿失禁与尿潴留混合类型。

（4）告知患者膀胱功能评定结果及康复护理训练方案，取得配合。

① 宣教相关知识，神经源性膀胱发生的机制、临床表现、分型、处理原则。

② 指导患者或其家属正确手卫生方法、记录饮水排尿日记、培训清洁间歇性导尿操作及针对患者的膀胱训练方法。

③ 评估患者及其家属对宣教内容掌握情况及依从性。

（5）确定训练方法。

① 制订个体化的神经源性膀胱康复措施（针对不同类型患者有评估及护理措施）

② 根据膀胱容量、压力、残余尿量及饮水排尿情况，制订膀胱训练方案、安排间歇性导尿频次，有异常及时汇报值班医生并记录。

③ 出现尿道出血、结石、感染等并发症时，及时处理。

（6）实施训练（根据患者评估结果选择训练项目）。

排尿习惯训练

习惯训练是基于排尿规律安排患者如厕时间的方法。鼓励患者避免在安排时间以外排尿。此方法不仅能提醒患者定时排尿，还可保持患者会阴部皮肤清洁、干燥。

① 详细记录患者 3 天排尿情况，确定患者排尿模式。

② 根据患者排尿模式和日常习惯，确立排尿间隔时间。

■ 如果 24 h 内尿失禁超过 2 次，将排尿间隔时间减少 0.5 h。

■ 如果 24 h 内尿失禁不超过 2 次，保持原排尿间隔时间不变。

■ 如果患者 48 h 内都没有出现尿失禁，将排尿间时加 0.5 h，直至达到 4 h 排尿 1 次的理想状态。

■ 逐步做到均匀摄入，参见饮水计划（知识拓展），避免短时间内大量饮水，以防止膀胱过度充盈。

延时排尿

又称延迟排尿，让患者重新学习和掌握控制排尿的技能，延长排尿间隔时间，逐渐达到每次排尿量大于 300 mL，形成 3～4 h 的排尿间期，无尿失禁发生。纠正因精神因素导致尿频的恶性循环，降低膀胱的敏感性。对于因膀胱逼尿肌过度活

跃而产生尿急症状和反射性尿失禁的患者,可采用此法。充盈期末逼尿肌压大于
40 cmH$_2$O 低顺应性膀胱者禁用此方法。

① 与患者及其家属沟通按计划实施训练治疗。

② 指导患者或家属记录排尿日记增强训练信心。

③ 告知患者或家属有排尿急迫感时,可选择如下方法控制尿急:

■ 请于尿急时慢慢停下来,在情况允许下坐下来、缓慢地深呼吸、镇定并放松
身体、重复收缩骨盆底肌肉 5~6 次,以降低尿急感、抑制膀胱迫尿肌收缩并避免
漏尿;

■ 坐下时双腿绕着、蹲下或可用力坐在椅上都可给会阴带来压力,减少漏尿;

■ 可以做一些分散注意力的事情如由 300 倒数、哼歌或看电视;

■ 当尿急感觉减低后,若能力许可,再尝试等候数分钟,甚至等候至下次小便
时间,否则可如常小便;

■ 请勿匆匆跑去小便,应缓慢步行到洗手间,以避免膀胱再受刺激。

■ 循序渐进,逐渐延长排尿间隔时间,增加膀胱容量,避免"为了以防万一"而
去小便。

反射性排尿训练

① 训练前必须做好初步的评估,以判断是否可以进行训练:在排尿时膀胱内
压力明显增加,应确保压力在安全范围(<40cmH$_2$O),否则引起膀胱内尿液反流,
导致上尿路损害。

② 实施间歇性导尿前 30 min,指腹轻叩击耻骨上区/大腿上 1/3 内侧 50~100
次,每次叩击 2~3 min。

③ 牵拉阴毛,挤压阴蒂、阴茎,或用手刺激肛门诱发反射性收缩,产生排尿
反射。

辅助排尿训练

应用于逼尿肌和括约肌均活动不足的患者。对于括约肌反射亢进、逼尿肌括
约肌失协调、膀胱出口梗阻、膀胱-输尿管反流、颅内高压、尿道异常、患心律失常或
心功能不全者不适合行屏气动作者禁止训练。

① 训练前必须做好初步的评估,以判断是否可以进行训练:在排尿时膀胱内
压力明显增加,应确保压力在安全范围(<40cmH$_2$O),否则引起膀胱内尿液反流,
导致上尿路损害。

② Crede 按压法:患者或指导者用拳头于脐下 3 cm 处深按压,并向耻骨方向
滚动,动作缓慢柔和,同时嘱患者增加腹压帮助排尿(图 18-1)。

③ Valsalva 屏气法:指导患者取坐位,身体前倾,屏气呼吸,增加腹压,向下用
力做排便动作以帮助排出尿液。

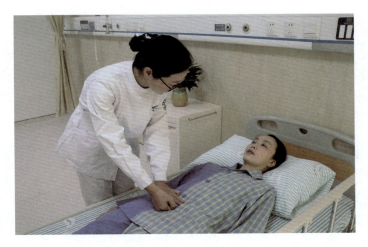

图 18-1　Crede 按压法

盆底肌训练

详见"盆底肌训练技术"。

间歇性导尿

详见"清洁间歇导尿技术"。

（7）清理用物及整理床单位，协助患者取舒适体位。

（8）洗手，记录。

（四）专科效果评价

（1）患者能够正确记录排尿日记，延长排尿间隔时间、减少失禁次数。

（2）残余尿量接近正常水平，达到能够规律、自主排尿。

（3）患者及其家属严格、正确执行手卫生。

（4）膀胱训练依从性良好，方法正确。

（5）患者或家属了解神经源性膀胱相关知识，学会间歇性导尿操作方法。

（五）注意事项

1. 患者教育与配合

（1）训练前告知患者及其家属训练的目的、重要性、训练方法、配合要点。

（2）训练要以患者不疲劳为宜。

2. 注意事项

（1）训练前必须通过尿动力学检查明确下尿路功能状态，以确定其安全性。

（2）代偿性排尿训练加压时需缓慢轻柔，避免使用暴力和耻骨上直接加压。

（3）训练时要密切观察患者的反应及变化，有问题要停止训练。

（4）训练过程中要定时做好动态评估和相关记录。

> **知识拓展　饮水计划**
>
> 　　患者的饮水量或进食量会直接影响其排尿的次数及容量，甚至影响肾功能等，所以正确的饮水计划至关重要。
>
> 　　（1）膀胱训练期间饮水量应限制在1500~2000 mL，于6:00~20:00平均分配饮水量，每次不超过400 mL，入睡前3 h尽量避免饮水。可将饮水计划表放置于床边，以便患者及其家属参考。
>
> 　　（2）在限水的同时应特别注意患者有无脱水或意识不清等情况，脱水会使尿液浓缩，加重对膀胱黏膜的刺激，导致尿频或尿急等症状。
>
> 　　（3）交代患者尽量避免饮用茶、咖啡、酒精等利尿性饮料，尽量避免摄入酸辣等刺激性食物等。
>
> 　　（4）患者口服抑制膀胱痉挛的药物时会有口干的不良反应，交代患者不要因此而大量进水，只需间断少量饮水，湿润口腔即可。
>
> 　　（5）进食或进饮后，及时准确地记录水分量。每天的进出量须保持平衡，如未能达到目标，需根据情况做出适当的调整。
>
> 　　（6）参考饮水计划（晚餐后可以不喝或者尽量少喝，日间可以多喝一点，尤其上午）：
>
> 　　早餐：200~250 mL水分、流质或粥类；
>
> 　　早餐后2 h：200~250 mL水分、流质；
>
> 　　午餐前1 h：200~250 mL水分、流质；
>
> 　　午餐：200~250 mL水分、流质或粥类；
>
> 　　午餐后2 h：200~250 mL水分、流质；
>
> 　　晚餐前1 h：200~250 mL水分、流质；
>
> 　　晚餐：200~250 mL水分、流质或粥类（如进食水果或汤类，则减少饮水量）；
>
> 　　晚餐后2 h：200~250 mL水分、流质。

十九、清洁间歇导尿技术

在清洁条件下，定时将尿管经尿道插入膀胱，规律排空尿液的方法称为清洁间歇导尿。清洁的定义是所用的导尿物品清洁干净，会阴部及尿道口用清水清洗干净，无需消毒，插管前使用肥皂或洗手液洗净双手即可，不需要无菌操作。

（一）实施目的

间歇导尿可使膀胱规律性充盈与排空接近生理状态，防止膀胱过度充盈。规律排出残余尿量，减少泌尿系统和生殖系统的感染。使膀胱间歇性扩张，有利于保持膀胱容量和恢复膀胱的收缩功能。

（二）专科评估

1. 全身评估

评估患者意识状态及认知情况、自理能力及配合程度、肌力及肌张力、既往排尿问题、间歇导尿的频次、饮水情况、饮水计划的依从性、膀胱充盈度、血常规、尿常规、细菌培养结果、有无泌尿系感染及膀胱内出血倾向。同时评估患者家属的配合程度。

2. 局部评估

评估患者会阴部皮肤情况、肛门括约肌张力、有无尿道狭窄、膀胱肿瘤、尿道损伤、尿路梗阻和膀胱颈梗阻，膀胱逼尿肌及括约肌功能异常情况，患者手功能情况。

3. 提示

· 根据患者病情严格评估，在尿道解剖异常（尿道狭窄、尿路梗阻和膀胱颈梗阻）、尿道损伤和尿道肿瘤、膀胱容量小于 200 mL、尿路感染、严重的尿失禁、每日液体摄入量无法控制、治疗后膀胱仍有自主神经异常反射,前列腺、膀胱颈、尿道手术后,装有尿道支架或人工假体及患者不能自行导尿且照顾者不能协助导尿、不能配合插管者、不能按计划导尿等情况下慎用。

4. 专科仪器设备、器具的选择

间歇导尿管(参见知识拓展:间歇导尿管的选择原则)。

（三）操作标准

操作前准备

(1)护士准备:着装整洁,修剪指甲,洗手,戴口罩。

(2)物品准备:病历,医嘱单,一次性亲水性涂层间歇导尿管,生理盐水大棉球,一次性镊子,一次性换药碗,薄膜手套,一次性垫单,弯盘,镜子(女性),一次性速干手消毒剂,排尿日记单,集尿器(量杯)。

(3)环境准备:温湿度适宜,整洁,安静,安全,光线明亮,保护患者隐私。

(4)患者准备:向患者及其家属解释清洁间歇导尿的目的、重要性、方法、注意事项及配合要点。

操作步骤

(1)核对患者,解释并取得合作。

(2)协助患者取半卧位,脱下对侧裤腿盖在近侧腿部,对侧腿部用棉被覆盖,将两腿分开。

(3)铺一次性垫单,置弯盘于两腿之间。

(4)打开包装袋润滑亲水涂层导尿管,并悬挂或放置在患者身旁或治疗车旁,待用。

(5)洗手,戴薄膜手套(如果导尿管外有保护套可不用手套)。

(6)清洁会阴部:用生理盐水或清水大棉球擦拭,清洁顺序为:男患者翻开包皮,由里向外清洗尿道口—龟头—冠状沟—尿道口及以下皮肤;女患者由上向下清洗大小阴唇、尿道口至肛门及会阴,再次清洁尿道口。

(7)脱手套置弯盘内移开,置量杯于两腿之间,再次洗手。

(8)采用无接触的方式插入导尿管(即持保护尿管免污染的外包膜或持导尿管外包装将导尿管插入尿道)。

(9)男性患者置尿管,左手戴上薄膜手套,提起阴茎,使其与腹壁呈 60°,缓慢将导尿管插入尿道口内,直到尿液开始流出(女性患者使用镜子找到尿道口)。

(10)当尿液停止流出时将尿管平行拔出 1 cm,直至无尿液流出,将导尿管缓慢水平拔出。

（11）拔出的导尿管放入黄色垃圾桶。

（12）用生理盐水棉球擦拭尿道口周围皮肤,观察尿液色、量,撤去用物。

（13）脱手套,洗手。

（14）协助患者穿裤子,取舒适体位,整理床单位。

（15）清理用物,洗手,将导尿量记录在排尿日记上。

（四）专科效果评价

（1）操作过程中让患者安全、舒适。

（2）患者及其家属能够掌握间歇性导尿相关知识、能够执行间歇性导尿。

（3）操作过程中无出血、尿道黏膜损伤等并发症发生。

（五）注意事项

1. 患者教育与配合

（1）告知患者及其家属排尿日记、饮水计划正确记录的目的及重要性。每次导尿情况需记录在排尿日记上。

（2）在进行导尿前 1～2 天,教会患者按计划饮水,24 h 内均衡地摄入水分,每日饮水量控制在 1500～2000 mL。

（3）告知患者及其家属宣教间歇导尿的时机:病情基本稳定、无需大量输液、饮水规律、无尿路感染的情况下即可开始。

（4）指导患者及其家属正确评估确定间歇导尿频次:根据简易膀胱容量压力测定评估患者的最大安全容量,每次导尿量不能超过患者的安全容量为宜,一般每日导尿次数不超过 6 次。残余尿量大于 300 mL 时每日导尿 6 次,大于 200 mL 时每日导尿 4 次,小于 200 mL 时每日导尿 2～3 次,小于 100 mL 时每日导尿 1 次,每次残余尿量小于 100 mL 时可停止间歇导尿。

2. 间歇导尿注意事项

（1）切忌待患者尿急时才排放尿液。

（2）如在导尿过程中遇到障碍,应先暂停 5～10 s,并把导尿管拔出 3 cm,然后再缓慢插入。

（3）在拔出导尿管时若遇到阻力,可能是尿道痉挛所致,应等待 5～10 min 再拔管。

（4）阴道填塞会影响导尿管的插入,因此,女性在导尿前应将阴道填塞物去除。

（5）插尿管时宜动作轻柔，特别是男性患者，注意当尿管通过尿道外口的狭窄部、耻骨联合前下方、下方的弯曲部和尿道内口时，嘱患者缓慢深呼吸，慢慢插入尿管，切忌用力过快、过猛致尿道黏膜损伤。

（6）膀胱容量足够、膀胱内低压力及尿道有足够的阻力是间歇导尿的前提。膀胱内压应低于 40 cm H_2O。

（7）如遇下列情况应及时报告处理：出现血尿，尿管插入或拔出失败，插入导尿管时出现疼痛加重并难以忍受、泌尿道感染、尿痛，尿液混浊、有沉淀物、有异味，下腹或背部疼痛，有烧灼感等。

知识拓展　间歇导尿管的选择原则

1. 间歇导尿管的选择

选择合适的导尿管可降低并发症的发生率（图 19-1）。用于间歇导尿的理想导尿管应满足以下条件：

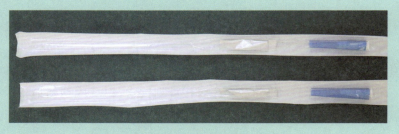

图 19-1　间歇导尿管

（1）无菌：当条件限制或需要重复消毒非亲水性涂层的导尿管时，可采用以下方式：用抗菌液浸泡、放在水中煮沸、橡胶导尿管放在纸袋中用微波消毒等。

（2）生物相容性好。

（3）柔软易弯曲。

（4）由高保形性材料制成。

（5）无创伤。

（6）即取即用。

2. 导尿管的润滑

（1）非亲水涂层：对于非涂层型或普通导尿管必须使用润滑剂。使用润滑剂可以降低导尿管与尿道黏膜间的摩擦力，使导尿管顺利插入膀胱。

（2）亲水涂层：亲水涂层的成分为聚乙烯吡咯烷酮（PVP）。PVP 是一种聚合物，能吸收 10 倍于自身重量的水分。涂层遇水后即变得湿润光滑，可降低插管过程中导尿管表面与尿道黏膜间的摩擦力。亲水涂层导尿管不仅较少引起症状性泌尿道感染和血尿等并发症，还能降低尿道损伤的风险，是间歇性导尿导管的首选。

二十、简易膀胱容量压力测定技术

因设备条件的限制、患者在卧床期间转移不便等，无法进行尿流动力学检查时，可根据压力量表的原理，将与大气压相通的压力管与膀胱相通，膀胱内压力随储量的改变通过水柱波动来显示，采用水柱法测定膀胱容量和压力。此简易方法可使康复医生和护士获得膀胱功能的客观资料，初步评估膀胱内压力和容量之间的关系。

（一）实施目的

评估膀胱储尿期与排尿期逼尿肌和括约肌的运动功能及膀胱感觉功能，获得逼尿肌活动性和顺应性、膀胱内压力变化、安全容量等信息，以指导膀胱训练及治疗。

（二）专科评估

1. 全身评估

患者自理能力及家属配合程度、认知、心理状况、中枢神经系统损伤程度、肌力及肌张力、生命体征、血常规、尿常规、尿培养、肾功能。

2. 局部评估

患者会阴部、排尿方式、肛门括约肌张力。

3. 提示

心肺肝脑肾严重病变或心功能不全者、前列腺严重肥大或肿瘤者慎用；尿道畸形或梗阻、膀胱或尿路严重感染伴全身症状、出血倾向、诱发自主神经过反射、尿道狭窄等患者禁用。

4. 专科用物、仪器设备、器具的选择

测压标尺、测压管、无菌尿管。

（三）操作标准

操作前准备

（1）护士准备：着装整洁，修剪指甲，洗手，戴口罩。

（2）用物准备：可调式输液架1个，测压标尺1个，三通管1枚，测压管、输液器2副，10号针头1个，500 mL的生理盐水1瓶，带有刻度的量杯（或有刻度的尿壶），无菌导尿包1个，14号无菌尿管1根，血压计，温度计，记录本。

（3）环境准备：整洁，明亮，安全，室温适宜，保护隐私。

（4）患者准备：向清醒患者及其家属解释操作目的、重要性、方法、注意事项及配合要点，询问患者是否需要排便。

操作步骤

（1）将测压标尺挂在输液架的一侧，测压管垂直固定于测压标尺旁（图20-1）。

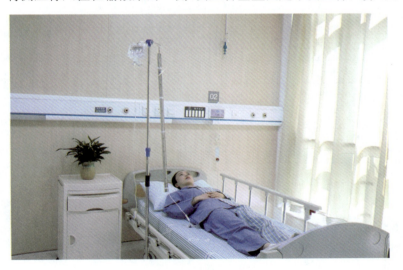

图 20-1　膀胱容量压力测定

（2）将0.9% 500 mL 生理盐水加温至35～37 ℃，插上输液管进行排气并悬挂在输液架另一侧，瓶上每50～100 mL 做一标记。

（3）将三通管分别与输液管和测压管的下端相接。

（4）指导能自行排尿患者尽可能排空膀胱后，取仰卧位或坐位。

（5）插入无菌导尿管，排空膀胱内的尿液，记录导尿量（残余尿量），固定导

尿管。

（6）将导尿管的开口与三通管另一端相连,确认各管道连接通畅。

（7）测量生命体征,并记录。

（8）调节输液架,使测压管的零点(先少量灌入部分生理盐水以调零)与患者的耻骨联合在同一水平面上。

（9）打开输液调节器以适当的速度向膀胱内灌入生理盐水,观察每进入一定的容量,测压管中的水柱波动情况(以 cmH_2O 为单位代表压力的变化),记录容量改变对应的压力改变(每进入 50～100 mL 液体量对应水柱波动的数值)及血压情况。

（10）当测压管中的水柱升至 40 cmH_2O 以上或尿道口有漏尿时,记录血压和压力,停止测定(如灌入生理盐水 500 mL 而压力未达 40 cmH_2O 也应停止)。

（11）撤除测定装置,引流排空膀胱,拔出导尿管,记录导尿量并进行分析。绘制简易膀胱容量压力测定表(表 20-1)。

表 20-1　简易膀胱容量压力测定表

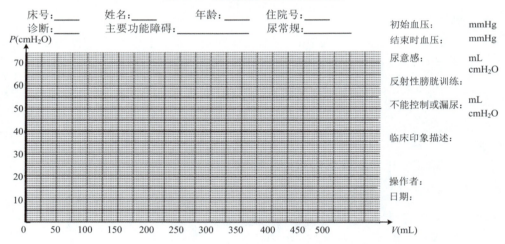

（四）专科效果评价

（1）患者安全、舒适。

（2）操作符合规范。

（3）结合测定结果初步评估。

① 膀胱的感觉:

■ 正常的膀胱感觉:正常人的膀胱容量为 300～500 mL,首次膀胱充盈感(首次注意到膀胱充盈时的感觉)为 100～250 mL,首次排尿感(首次感觉到需要在合适的时候排尿的感觉)为 200～330 mL,强烈排尿感(持续存在的排尿感)为 350～

560 mL。

■ 异常的膀胱感觉:膀胱感觉增强(如 100 mL 时就出现首次排尿感)、膀胱感觉减退(强烈的排尿感出现延迟)、膀胱感觉缺乏(在膀胱充盈的过程中无任何感觉)等。

② 膀胱的顺应性:

■ 高顺应性膀胱:随着膀胱容量的增加,压力始终保持低水平,达到正常膀胱容量时压力仍然不升高,且膀胱容量高于正常,即一般大于 500 mL。

■ 低顺应性膀胱:随着膀胱容量的增加,膀胱内压力明显升高,且膀胱容量明显低于正常(一般小于 200 mL)。

③ 膀胱安全压力与安全容量(要选择合适的患者,如果有反流也是测不出来的):

正常人充盈期膀胱内压力为 10~15 cmH_2O,当膀胱内压力大于 40 cmH_2O 时,发生输尿管反流和肾积水等上尿路功能损害的风险显著增加。因此,40 cmH_2O 被视为安全压力的上限。在安全压力下的膀胱容量是安全容量。只有在安全压力下储尿和排尿,上尿路的功能才能够得到保护。

(五) 注意事项

(1) 如使用气囊导尿管,不要向气囊内注水,以免影响测压结果。

(2) 灌注速度对测定结果有影响,最好用输液泵以均匀的速度滴入膀胱。一般采用 20~30 mL/min 为常规灌注速度,但膀胱过度活跃时可减慢点滴的速度至小于 10 mL/min。如果水柱上升速度很快,此时不一定要停止测定,可以先减慢滴速,再做观察。

(3) 清醒患者勿服镇静药和影响膀胱功能的药物。

(4) 测量前、中、后都要测量血压。

(5) 询问患者的感觉,首次膀胱充盈感、首次排尿感、强烈排尿感和疼痛等,并记录相应膀胱容量。

(6) 在测定前、中、后嘱患者咳嗽,以测试各管道是否通畅,水柱波动是否灵敏。

(7) 尿常规显示白细胞"++"以上并有红细胞时需慎用该检查,伴有全身症状时禁用。

(8) 测量前需签知情同意书,签后方可操作。

(9) 在整个测量过程中,要对患者予心理疏导,避免因过度紧张影响测量和结果。

(10) 部分患者测压后会出现发热等全身症状或自主神经过反射。

二十一、膀胱残余尿量测定技术

膀胱残余尿量测定技术指测定前 4 h 饮水 400 mL,再立即自主排尿,排尿后即刻采用 B 超检查、膀胱容量测定仪或导尿测定膀胱内残余尿量(以下介绍导尿法测定残余尿量)。正常女性残余尿量不超过 50 mL,正常男性不超过 20 mL。残余尿超出正常值表示膀胱排尿功能已受损。在下尿路梗阻的治疗过程中,重复测定残余尿量可判断疗效。

(一) 实施目的

了解膀胱排尿功能,判断下尿路梗阻程度,为膀胱治疗提供依据。

(二) 专科评估

1. 全身评估

评估患者自理能力及家属配合程度、认知、心理状况、中枢神经系统损伤程度、肌力及肌张力、生命体征、血常规、尿常规、尿培养、肾功能化验结果。

2. 局部评估

评估患者会阴部皮肤情况、排尿方式、肛门括约肌张力。

3. 提示

膀胱逼尿肌、括约肌功能异常者慎用。

4. 专科用物、仪器设备、器具的选择

间歇性导尿管。

（三）操作标准

操作前准备

（1）护士准备：着装整洁，修剪指甲，洗手，戴口罩。

（2）用物准备：带有刻度的量杯（或有刻度的尿壶），间歇性尿管1根。

（3）环境准备：清洁明亮，安全，室温适宜，保护隐私。

（4）患者准备：向清醒患者及其家属解释操作目的、重要性、方法、注意事项及配合要点。

操作步骤

（1）检查前嘱患者尽可能排尽尿液。

（2）选择合适的导尿管（粗细、类型）。

（3）按导尿操作常规，经尿道向膀胱内插入 F14～F16 导尿管，引出尿液。

（4）尿液停止流出时需缓缓向外拔管并嘱患者深呼吸或者咳嗽，以尽可能排尽尿液，所引流的尿液量即为残余尿量。

（5）协助患者穿好裤子，取舒适体位，整理床单位。

（6）清理用物，洗手，记录。

（四）专科效果评价

（1）患者安全、舒适。

（2）操作符合规范。

（3）操作过程中无尿道损伤、出血等并发症发生。

（五）注意事项

（1）严格无菌操作，注意保护患者隐私。

（2）插尿管时动作轻柔。

（3）当残余尿量＞100 mL 时，需用导尿等方法排尽尿液。

二十二、盆底肌训练技术

盆底肌训练技术指患者有意识地反复收缩盆底肌群，以增强支持尿道、膀胱、子宫和直肠的盆底肌肉力量，达到增强控尿排便的能力。

（一）实施目的

加强盆底肌肉的韧性、耐力、反应力训练。增强骨盆底肌肉的支持功能。改善阴道松弛、尿失禁，控制排便。

（二）专科评估

1. 全身评估

评估患者病情、年龄、意识状态及配合程度、心理状况。

2. 局部评估

评估患者有无痔疮、直肠脱垂、子宫脱垂及便血，肛门括约肌张力及自主收缩情况，膀胱容量压力、残余尿情况，腹部管路及伤口情况。评估患者二便情况，触摸腹部，评估是否有粪块存在。必要时行纤维结肠镜检查、肛肠测压、盆底肌电图检查。

3. 提示

心律失常或心功能不全、膀胱出血（血尿）、尿路感染急性期和肌张力过高者慎用。对于早产后 6 周以内、严重萎缩性阴道炎、严重的骨盆疼痛、术后保留导尿者及孕妇禁用。

4. 专科用物、仪器设备、器具的选择

根据病情需要选择肛肠电刺激治疗仪、盆底肌电生物反馈治疗仪。

5. 评估工具

Bristol 粪便性状量表、日常生活活动能力评定（Barthel 指数）、排便日记、排尿日记。

（三）操作标准

操作前准备

（1）护士准备：着装整洁，修剪指甲，洗手，戴口罩。

（2）物品准备：病历，医嘱单，乳胶或薄膜手套，润滑剂，垫巾，卫生纸，一次性速干手消毒剂。

（3）环境准备：温湿度适宜，整洁，安静，安全，光线适宜操作，注意保暖，保护隐私。

（4）患者准备：向患者及其家属讲解盆底肌训练技术的原理、重要性、目的、方法及配合要点，排空膀胱。

操作步骤

（1）核对患者，解释并取得合作，洗手。

（2）进行肛周检查及直肠指检，评估肛周感觉、肌肉收缩力。

（3）利用评估工具对患者盆底肌、控尿排便情况进行全面评估。

（4）予患者或家属心理疏导，鼓励患者积极配合康复训练，树立康复信心。

（5）训练方法如下（根据患者情况选择）：

① 体位：桥式运动体位（图 22-1）、站立位、坐位（在椅上、坐便器上）。

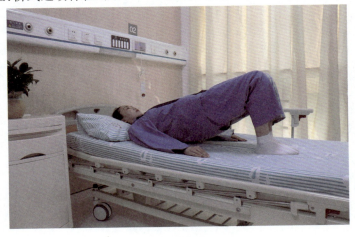

图 22-1　桥式体位

② 想象疗法:患者想象自己尿急,但还找不到卫生间,要先憋住尿。

③ 慢组运动过程是由后向前缓慢地把肛门、阴道、尿道周围等盆底肌收缩上提,感觉想阻止肛门排气,从 1 数到 10,然后缓慢放松。吸气时缓慢收缩肛门周围肌肉,每次收缩维持 5～10 s,呼气时放松 5～10 s。

④ 快组运动过程是吸气时快速把肛门、阴道、尿道周围等盆底肌收缩上提,每次收缩维持 1 s,然后放松 1 s,重复 10～20 次/组,每日 3 组。

⑤ 患者坐在马桶上,两腿分开,开始排尿,中途有意识地收缩盆底肌肉,做慢组和快组运动。使尿流中断,如此反复排尿、止尿,锻炼盆底肌。

（四） 专科效果评价

（1）患者学会盆底肌慢组及快组运动训练方法及配合要点。

（2）患者自我评估(用肛门夹住食指感觉)肛周肌肉收缩力增强。

（五） 注意事项

1. 患者教育与配合

（1）指导患者及其家属正确训练方法。

（2）训练时应保持正常呼吸,切勿憋气。

（3）盆底肌训练如有不适情况应及时与医护人员联系。

（4）盆底肌训练不受时间地点限制,可于日常生活中练习,一般需要训练 2～3 月见效。

2. 盆底肌训练注意事项

（1）训练前排空小便及大便,必要时检测评估容量压力情况。

（2）训练时盆底肌收缩不可收缩腹部肌肉,可用手置于腹部感觉无收缩及振动。

（3）盆底肌训练需要耐心和时间,不可随意间断,否则易致盆底肌肉松弛加重尿失禁等症状。

二十三、神经源性肠道护理技术

神经源性肠道是指支配肠道的中枢、周围神经结构受损或功能紊乱导致的排便功能障碍。表现为腹胀、大便失禁或大便排空困难，由此可引起患者饮食受限、户外活动受限、精神压力增加等。通过肠道规范化护理、训练指导使患者形成适合自身的排便时间、体位、排便方式和不随意使用缓泻剂及灌肠等的排便习惯。

（一）实施目的

帮助患者尽可能恢复胃结肠反射、直结肠反射、直肠-肛门反射，减少对药物的依赖性。指导患者或其家属掌握管理肠道的方法，在排便时利用重力和自然排便的机制独立完成排便，在社会活动时间内能控制排便。

（二）专科评估

1. 全身评估

评估患者病情、年龄、意识状态及配合程度、饮食习惯、日常活动情况、心理状况、大便菌群分析及培养结果、大便的性状、排便习惯及辅助措施。

2. 局部评估

评估患者肛周皮肤，有无痔疮及便血，肛门括约肌张力及自主收缩情况，腹部管路及伤口情况，触摸腹部，评估是否有粪块存在。必要时行纤维结肠镜检查、肛肠测压、盆底肌电图检查。

3. 提示

有出血倾向、心律失常或心功能不全、腹部或肛门手术后 3 天内以及伴有全身感染或免疫力极度低下者禁用，血压不稳定、神志不清及不能配合者慎用。

4. 专科用物、仪器设备、器具的选择

根据病情需要选择可调节式坐便器、移动小桌板、踏板、镜子、超声耦合剂、压力表(0～30 kPa)、肛肠电刺激治疗仪、盆底肌电生物反馈治疗仪。

5. 评估工具

脑卒中合并神经源性肠道评估表(表 23-1)、Bristol 粪便性状量表(表 23-2)、日常生活活动能力评定(Barthel 指数)、神经源性肠道护理日记(表 23-3)。

表 23-1　脑卒中合并神经源性肠道评估表

日期 项目	___月___日	___月___日
排便时体位	□卧位 □侧卧位 □坐位	□卧位 □侧卧位 □坐位
认知功能	□正常 □障碍	□正常 □障碍
卧床时间（天）	□>7 □>14 □>28 □>40	□>7 □>14 □>28 □>40
排便时间	□上午 □下午 □晚上	□上午 □下午 □晚上
排便方式	□自主 □辅助 □开塞露 □灌肠	□自主 □辅助 □开塞露 □灌肠
排便意识	□无 □有( )	□无 □有( )
排便困难	□无 □有( )	□无 □有( )
排便次数	□每日 □2日 □大于3日	□每日 □2日 □大于3日
每次排便量	□正常 □多次 □量少 □量多	□正常 □多次 □量少 □量多
粪便性状（Bristol 分型）	□1型 ◉2型 □3型 □4型 □5型 ◉6型 ◉7型	□1型 ◉2型 □3型 □4型 □5型 ◉6型 ◉7型
体重	□正常 □肥胖 □低营养	□正常 □肥胖 □低营养
脉搏	次/分	次/分
排便时血压	卧位：/　坐位：/	卧位：/　坐位：/
心脏疾病	□无 □有( )	□无 □有( )
肛肠疾病	□无 □有( )	□无 □有( )
转移能力	□正常 □辅助 □依赖	□正常 □辅助 □依赖
坐位能力	□正常 □倾斜 □不能	□正常 □倾斜 □不能
腹部轮廓	□正常 □腹胀 □松弛	□正常 □腹胀 □松弛

（续表）

项目 日期	___月___日	___月___日
臀部轮廓	□正常 □萎缩 □不对称	□正常 □萎缩 □不对称
肛门张力	□正常 □松弛 □紧张	□正常 □松弛 □紧张
肠道蠕动	□正常 □减弱	□正常 □减弱

表 23-2　Bristol 粪便性状量表

	1 型:分离的硬块,像坚果(难以排出)
	2 型:香肠形状,但由块状组成
	3 型:香肠形状,但表面有裂纹
	4 型:香肠或蛇形状,表面光滑且柔软
	5 型:柔软块状,边缘清晰(容易排出)
	6 型:粗糙边缘蓬松状,糊状粪便
	7 型:水样,无固体,完全液体

表 23-3　神经源性肠道护理日记

日期			起床时间			睡觉时间		
时间	食物/液体摄入；药物（品规＋剂量）	（√）每次排便	急迫性便意程度：_____（1～3分,弱→强）		疼痛或不适程度：_____（1～3分,弱→强）	粪便类型（依据Bristol粪便性状量表）	记录任何的异常情况/便失禁	
12 am								
1 am								
……								
11 am								
12 am								
1 pm								
……								
11 pm								

（三）操作标准

操作前准备

（1）护士准备：着装整洁,修剪指甲,洗手,戴口罩。

（2）物品准备：病历,医嘱单,乳胶或薄膜手套,润滑剂,10 mL 注射器,一次性导尿管或吸痰管,14 号球囊导尿管,垫巾,卫生纸,温水,毛巾,盆,香油或皮肤保护剂,干净衣物,一次性速干手消毒剂。

（3）环境准备：温湿度适宜,整洁,安静,安全,光线适宜操作,注意保暖,保护隐私。

（4）患者准备：向患者及其家属讲解神经源性肠道康复护理技术的原理、重要性、目的、方法及配合要点。

操作步骤

（1）洗手,核对患者,解释并取得合作。

（2）利用"脑卒中合并神经源性肠道评估表"对患者肠道功能进行全面评估。

（3）给予患者或家属心理疏导,鼓励患者积极配合康复治疗护理,树立康复信心。

（4）制订个体化肠道优化管理方案：

① 饮食：多食蔬菜、水果及粗粮等高纤维素食物（便秘型）；清淡、规律饮食,禁烟、酒,禁辛辣食物（失禁型）；规范患者饮水及纤维摄入量,每日纤维摄入量 20～30 g,水分的摄入量按 1 mL/kcal＋500 mL/d 或 40 mL/kg＋500 mL/d 计算。

② 运动：适当运动,增强身体耐力,注重主动运动,如盆底肌训练。

③ 定时：按患者以往排便规律,养成每日定时排便的习惯。每日早饭后胃肠反射最强,宜固定于饭后（早餐或晚餐）30 min 内排便。

④ 体位转移与体位控制：

■ 体位转移运动有助于胃肠道蠕动。指导患者正确转移到坐便器训练排便。对存在体位性低血压患者要在床上做体位适应性训练。

■ 对于排便无力、腹部压力不足的患者,可以使用踏板将双侧下肢垫起,以增加腹压,促进排便。

■ 对于不能坐稳或躯干偏斜的患者可提供轮椅小桌板或可移动餐台以稳定坐姿。

⑤ 体位：蹲位或坐位,身体前倾（使肛门直肠角增大的体位,也易于增加腹压,减轻心脏负担）,卧床患者宜取左侧卧位。

⑥ 肛周皮肤护理：保证肛周、臀部皮肤清洁、干燥。（详见大便失禁护理技术）

（5）如果通过以上优化管理措施,肠道功能未缓解,可选择性采取以下康复治疗护理技术：

① 排便训练。

■ 原则：急性期过后即应鼓励患者开始进行排便训练,遵循下列原则：

● 按照患者既往排便习惯及时间,合理安排排便训练。

● 避免长期使用缓泻剂,可使用大便软化剂,用量个体化。

● 训练过程中若患者出现不适,应暂停训练,寻找原因。

■ 排便方法：

● 餐后半小时进行腹部按摩或用手指轻柔地按摩肛门周围,刺激排便反射产生。定时刺激使肛门括约肌和盆底肌收缩可促进排便中枢反射形成,促进直结肠反射的建立（手指直肠刺激 DRS）。

● 如上述方法无效,可用手法清除大便,操作应轻柔,避免损伤肛门、直肠黏膜及肛门括约肌。

② 排便肌力训练。

站立和步行可减少便秘。腹肌和骨盆肌肉的力量在排便动作中作用非常重要,应进行增强腹肌运动训练和吸气训练,如仰卧起坐、腹式深呼吸和提肛运动。

● 增强腹肌运动：患者坐于坐厕或卧床患者取斜坡位，嘱患者深吸气，往下腹部用力，做排便动作。

● 盆底肌功能训练：详见盆底肌训练技术。

（6）药物治疗：根据神经源性肠道临床表现遵医嘱选用改善肠道功能及改变大便性状的药物，并观察用药效果。

（7）选择相应的康复治疗措施（遵医嘱或康复治疗师执行）

① 感觉功能刺激。

■ 手法刺激，用手指刺激肛门周围（牵拉、挤压）。

■ 冰刺激，用冰块刺激肛门周围或用球囊导尿管注入冰水刺激肛门内。

■ 肛门内压力刺激，用球囊导尿管刺激结肠内壁。

② 模拟排便练习。

■ 利用球囊导尿管球囊的弹性阻力作用，训练排便动作。将球囊管便出肛门。

■ 操作者食指伸入肛门，顺时针环形刺激患者肠道内壁让患者将手指便出。

③ 功能性电刺激。

■ 电极棒刺激，电极棒伸入直肠内进行电刺激的方法。治疗前需要检查患者肛门内有无粪便，清空后治疗效果会更好。

■ 电极贴刺激，主要用蝶型与三角电极刺激患者会阴与骶尾部。此方法与电极棒合用效果会更好。

■ 尽量采取坐位的姿势进行电刺激。剂量一般为 15～20 mA。

（8）电刺激治疗：肛门外括约肌电极置入，促进或抑制排便功能。

（9）针灸中药治疗：艾灸或针灸，需由专业人员执行。

（10）手术治疗：经过一段时间严格的非手术治疗后改善不明显，各种特殊检查显示有明确的病理解剖和确凿的功能性异常部位，可考虑手术治疗。应慎重掌握手术适应证，针对病变选择相应的术式，如神经移植或结肠、回肠造瘘术、肛门括约肌注射填充剂等。

（四）专科效果评价

（1）患者养成规律排便的习惯。

（2）肠道护理效果评价。

（3）患者肛周皮肤完好。

（4）患者舒适、安全，无肠道黏膜损伤。

（五）注意事项

1. 患者教育与配合

（1）指导患者及其家属保证每日饮水量 2000 mL，对于吞咽困难及留置胃管的患者更要保证水的摄入量。

（2）指导患者合理进食富含膳食纤维的食物，以患者能够理解的方式向其解释肠道康复训练的目的、意义及过程。

2. 神经源性肠道护理技术注意事项

（1）向患者讲解排便障碍的有关问题，取得患者的理解和配合，鼓励患者主动参与解决问题。

（2）根据患者病情行腹部平片、结肠镜及肛镜检查排除肠道疾患。

（3）环境安静私密，避开进餐、查房、接受治疗护理等时间段。

（4）手指直肠刺激及电刺激治疗时，动作宜轻柔，防止损伤直肠黏膜。

（5）护理过程中监测血压，防止诱发脑血管意外。

二十四、便秘护理技术

便秘是大便次数减少或排便不畅、费力、困难、粪便干结且量少,是一种临床常见的复杂症状。国内有研究报道称便秘也是脑卒中患者的常见并发症,发生率高达 70%～90%。护理人员对非器质性便秘的患者通过改变生活方式、心理指导及其他护理措施干预,帮助患者恢复规律排便,减少痔疮、肛裂、直肠炎等并发症发生,提高其生活质量。

(一)实施目的

帮助患者恢复胃结肠反射、直结肠反射、直肠-肛门反射,降低对药物的依赖性。促使患者在排便时利用重力和自然排便的机制独立完成排便,减少排便护理工作量。

(二)专科评估

1. 全身评估

评估患者病情、年龄、意识状态及配合程度、饮食习惯、日常活动情况、心理状况、大便的性状、排便习惯及辅助措施。

2. 局部评估

评估患者肛门括约肌张力及自主收缩情况,有无痔疮及便血,腹部管路及伤口情况,有无腹胀及粪块。必要时行腹部平片、纤维结肠镜检查、肛肠测压、盆底肌电图检查。

3. 提示

有出血倾向、心律失常或心功能不全、腹部、肛门部手术后 3 天内以及伴有全身感染或免疫力极度低下者禁用,血压不稳定、神志不清及不能配合者慎用。

4. 专科仪器设备、器具的选择

根据病情需要选择可调节式坐便器、移动小桌板、踏板、肛肠电刺激治疗仪、盆底肌电生物反馈治疗仪。

5. 评估工具

Cleveland 临床便秘评分系统（表 24-1）、Bristol 粪便性状量表、日常生活活动能力评定（Barthel 指数）、便秘患者生存质量量表（PAC-QOL）（表 24-2）。

表 24-1　Cleveland 临床便秘评分系统（Cleveland Clinic Constipation Scoring System, CCCSS）

项目	得分	评分	项目	得分	评分
大便次数	/	/	排便时间：在厕所的时间（min）	/	/
每 1~2 天 1~2 次	0		<5	0	
每周 2 次	1		5~10	1	
每周 1 次	2		10~20	2	
每周少于 1 次	3		20~30	3	
每月少于 1 次	4		>30	4	
困难：排便时很痛苦	/	/	协助排便：协助类型	/	/
从不	0		没有	0	
困难：排便时很痛苦	/	/	协助排便：协助类型	/	/
很少	1		刺激性泻药	1	
有时	2		手指协助或灌肠	2	
通常	3		/	/	
总是	4		/	/	
排空：不完全排空感	/	/	排便失败：每 24 小时排便不成功次数	/	/
从不	0		无	0	
很少	1		1~3 次	1	
有时	2		3~6 次	2	
通常	3		6~9 次	3	
总是	4		超过 9 次	4	
疼痛：腹痛	/	/	病史：便秘持续时间（年）	/	/
从不	0		0	0	
很少	1		1~5	1	
有时	2		5~10	2	
通常	3		10~20	3	
总是	4		超过 20	4	

表 24-2　便秘患者生存质量量表（PAC-QOL）

下列问题与便秘的症状有关,在过去 2 周中,下面症状的严重程度或强度……	一点也不 1	有一点 2	一般 3	比较严重 4	非常严重 5	评分
1. 感到腹胀						
2. 感到身重						
下列问题关于便秘与日常生活。过去的 2 周里,有多少时间……	没有时间 1	偶尔 2	有时 3	多数时间 4	总是 5	
3. 感到身体不舒服						
4. 有便意但排便困难						
5. 与他人在一起感到不自在						
6. 因为便秘,吃的越来越少						
下列问题关于便秘与日常生活。过去的 2 周里,下面问题的严重程度和强度……	一点也不 1	有一点 2	一般 3	比较严重 4	非常严重 5	
7. 必须关心吃什么						
8. 食欲下降						
9. 担心不能随意选择食物（如在朋友家）						
10. 出门在外,因在卫生间时间太长而感到不自在						
11. 出门在外,因频繁去卫生间感到不自在						
12. 总是担心改变生活习惯（如旅行、外出等）						
下面问题与便秘的感觉有关,过去 2 周内,下列症状出现的时间频率……	没有时间 1	偶尔 2	有时 3	多数时间 4	总是 5	
13. 感到烦躁易怒						
14. 感到不安						
15. 总是困扰						
16. 感到紧张						

（续表）

	一点也不 1	有一点 2	一般 3	比较严重 4	非常严重 5
17. 感到缺乏自信					
18. 感到生活失去控制					
下面问题与便秘的感觉有关,过去2周内,下面问题的严重程度和强度……	一点也不 1	有一点 2	一般 3	比较严重 4	非常严重 5
19. 为不知何时排便而担心					
20. 担心不能够排便					
21. 因不排便而影响生活					
下列问题关于便秘与日常生活。过去2周中,下面症状出现的时间频率……	没有时间 1	偶尔 2	有时 3	多数时间 4	总是 5
22. 担心情况越来越糟					
23. 感到身体不能工作					
24. 大便次数比想象的要少					
下面问题关于满意度。在过去的2周内,下面问题的严重程度和强度……	很满意 1	比较满意 2	一般 3	有点不满意 4	很不满意 5
25. 对大便次数满意吗?					
26. 对大便规律满意吗?					
27. 对食物经过肠道的时间满意?					
28. 对以往治疗满意吗?					

说明:PAC-QOL包含28个条目,分为担心和关注的事件(11个条目)、躯体不适(4个条目)、心理不适(8个条目)和满意度(5个条目)4个维度。每个条目采用5分法计分,病情越严重,得分越高。

（三）操作标准

操作前准备

（1）护士准备:着装整洁,修剪指甲,洗手,戴口罩。

（2）物品准备:病历,医嘱单,乳胶或薄膜手套,润滑剂,垫巾,卫生纸,温水,毛巾,盆,香油或皮肤保护剂,干净衣物,一次性速干手消毒剂。

（3）环境准备:温湿度适宜,整洁,安静,安全,光线适宜操作,注意保暖,保护隐私。

（4）患者准备：向患者及其家属讲解便秘护理技术的原理、重要性、目的、方法及配合要点。

操作步骤

（1）核对患者，解释并取得合作。

（2）洗手。

（3）运用相关评估表评估患者排便情况及便秘原因，排除器质性便秘。

（4）予患者以安慰和鼓励，减轻患者的心理不安和恐惧，使其树立康复的信心。

（5）对患者及其家属宣教指导饮食、生活方式、活动及正确排便方式。

（6）根据患者病情、排便情况及便秘原因选用以下治疗预防护理技术：

腹部按摩

在便前或早、中、晚每日定时进行，刺激肠道蠕动，帮助排便。

具体方法：

患者取平卧位、双膝屈曲，放松腹部，操作者用右手掌轻按压，从盲肠部开始，沿结肠蠕动方向，经升结肠、横结肠、降结肠到乙状结肠，依结肠走行方向，从右下腹开始，顺时针方向按摩，每天 2～3 次，每次 5～10 min。

穴位按摩

对腹结穴、天枢穴等穴位处给予按摩（图 24-1），每处每日 2～3 次，每次 1 min。刺激腹结穴、天枢穴可改善消化道平滑肌的生理电活动，加强胃肠蠕动。

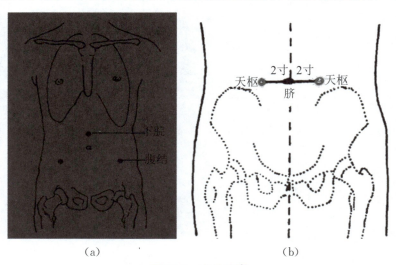

（a）　　　　　　　　　　　　（b）

图 24-1　穴位按摩

具体方法：

■ 腹结穴按摩：患者平卧，使腹肌放松，将双手拇指指腹按压住同侧腹结穴（腹结穴位于脐下 1.3 寸（1 寸≈3.3 cm）、距离左右正中线 6 寸处）后稍加压力，感到酸胀为佳,然后顺时针方向点揉 1 min。

■ 天枢穴按摩:患者平卧,使腹肌放松,用左右两手的示、中指分别按摩左右天枢穴(脐旁开 2 寸处)每次 1 min,每日 2～3 次。

八段锦运动

具体方法:

■ 立式八段锦运动:每天 1 次,每天晨起训练 30 min。运动前,肩关节、膝关节预热活动 10 min。运动后,臂、腿舒缓放松 3 次,深呼吸 3 次,腹部和足三里叩击若干次。

■ 坐式八段锦运动:每天 1 次,每天晨起训练 30 min,每次叩齿运动 35 次,鼓漱运动 35 次,搓腰眼运动逆时针、顺时针各 35 次。运动前,保持环境安静,空气流通,腹式深呼吸 3～5 次,手腕预热运动 5 min。运动后,手臂舒缓放松 3 次,深呼吸 3 次,腹部叩击若干次。

肛门牵张反射训练

① 协助患者取左侧卧位。

② 裤子脱至大腿部,暴露肛门,垫治疗巾。

③ 操作者戴手套后右手食指或中指涂润滑油,缓慢插入直肠。

④ 在不损伤直肠黏膜的前提下,顺时针方向沿直肠壁做环形运动,在 3 点、6 点、9 点、12 点处缓慢牵拉肛门。

⑤ 每次刺激时间持续 1 min,间隔 2 min。每天 2～3 次,每次 5～10 min。于腹部按摩后进行,效果更佳。

局部触发排便(栓剂、手指刺激、用手协助排便)

① 协助患者取左侧卧位。

② 裤子脱至大腿部,暴露肛门,垫治疗巾。

③ 操作者戴手套后右手食指涂润滑剂,将手指轻柔的插入肛门约 2 cm,轻柔的顺时针环形按摩括约肌,用手指腹沿着肠壁按摩一个来回为一下,每次 10 下,共 3 次,15～20 s 的刺激,一般少于 1 min,5～10 min 后重复刺激 3～5 次,直到感到肠壁放松、排气、排便内括约肌收缩或排清大便。

④ 如效果不佳可配合开塞露纳肛,使用开塞露时应检查开口端是否光滑,局部润滑后使用,并在肠道内停留数分钟。如有粪石或粪便嵌塞,操作者可戴手套用润滑过的手指钩出粪便,排便 5～10 min 后,直肠指检确保粪便排清,每日一次或多次。触发排便可配合腹部按摩效果更佳。

逆行结肠灌洗

通过灌肠达到逐渐清除结肠内的粪块、积粪,使肠道畅通。

① 患者取左侧卧位。

② 先解除嵌塞粪便。

③ 通过导管,慢慢的灌输温生理盐水或遵医嘱选用灌肠液进入肠道,顺着肠

蠕动的方向按摩腹部及结肠，以助于排便。

④ 频率：开始灌洗每天一次，症状改善后频率可降至每2天一次，初始灌洗量500 mL，对于成年人，如有必要可增加灌洗量至2000 mL。

药物治疗

遵医嘱选用软化粪便、促进肠道动力及刺激的排便类药物有：

① 容积性泻药，又称膨松剂，主要为富含纤维素和欧车前的各种制剂，如小麦麸皮、玉米麸皮、魔芋、琼脂、甲基纤维素、车前子制剂等。

② 渗透性泻药，口服盐类渗透性泻药，如硫酸镁、硫酸钠等。过量或反复使用盐类渗透性泻药，可引起高镁血症、高钠血症等。糖类渗透性泻药如乳果糖。

③ 刺激性泻药，又称接触性泻药，主要作用为刺激肠道蠕动，促进排便。

▪ 蒽醌类植物性泻药：主要作用于大肠，包括大黄、番泻叶、芦荟等。

▪ 双苯甲烷类泻药：包括酚酞，口服肠道分解后可刺激肠黏膜蠕动，产生排便。

④ 润滑性泻药。

▪ 液状石蜡：可软化粪便，适用于避免用力排便者。

▪ 甘油制剂：如开塞露可软化粪便和对肛门直肠产生刺激性作用，促进排便。

▪ 多库酯钠：宜短期使用，用于排便无力患者。

康复治疗

如电刺激、生物反馈治疗等。

（7）协助患者取半卧位，嘱患者深吸气，下腹部用力做排便动作，指导患者加强腹肌运动，促进排便。

（8）排便结束后协助清洁肛周。

（9）协助穿好裤子，撤去治疗巾，取舒适体位。

（10）清理用物、洗手，记录。

（四）专科效果评价

（1）患者养成规律排便的习惯。

（2）患者排便通畅，每周大于3次。

（3）患者无肛裂、痔疮、血压升高及脑血管意外等发生。

（4）应用便秘患者生存质量量表（PAC-QOL）评价患者生活质量。

（五）注意事项

1. 患者教育与配合

（1）指导患者每日晨起可饮一杯温开水，以湿滑肠道。如无禁忌，每天至少摄入 2000 mL 液体。多吃富含纤维素的食物,如麦类、豆类、蔬菜、水果。苹果含有丰富的果胶,对于改善便秘有一定的功效。

（2）指导患者做适当活动,如练腹肌和肛提肌的仰卧起坐运动等;培养定时排便的习惯,可选择每日晨起后或餐后。

（3）调整心理状态,有助于建立正常排便反射。

（4）积极治疗原发病及合并症,有利于治疗便秘。

（5）以患者能够理解的方式向其解释排便训练护理的目的、意义及过程。

2. 注意事项

（1）根据患者病情行腹部平片、结肠镜及肛镜检查排除肠道疾患。

（2）环境安静私密,避开进餐、查房接受治疗护理等时间段。

（3）进行肛门牵张反射训练、直肠刺激、手法排便等,动作宜轻柔,防止损伤直肠黏膜。

（4）观察患者有无腹痛、便血,监测患者血压,防止意外事件发生。

（5）穴位按摩用力应均匀、柔和、有力、缓慢、持久,取穴准确,强度以患者局部有酸胀感为度,按摩前嘱患者排空小便,餐后半小时内不得按摩。

二十五、 大便失禁护理技术

大便失禁又称排便失禁或肛门失禁，指因肛门部位或其相关神经损伤而不能自主控制大便和气体排出的一种病理现象，为排便功能紊乱的一种症状。通过护理措施干预保持患者规律的肠道排泄模式，可预防并发症和提高生活质量。

（一）实施目的

重建控制排便的能力，预防或降低相关并发症发生，保持肛周及会阴部皮肤清洁、干燥，促进患者舒适，改善患者生活质量。

（二）专科评估

1. 全身评估

评估患者病情、年龄、意识状态及配合程度、心理状况、活动能力、大便常规、大便菌群分析及培养，大便失禁的时间、类型、排便次数、大便性状，患者进食及液体的摄入量、使用排便药物情况。

2. 局部评估

有无腹痛、粪便嵌塞、肛门括约肌张力及自主收缩情况、肛周皮肤、有无痔疮。

3. 提示

有出血倾向、心律失常或心功能不全者慎用。

4. 评估工具

Bristol 粪便性状量表、失禁生活质量量表（FIQOL）、日常生活活动能力评定（Barthel 指数）、Wexner 肛门失禁评分（表 25-1）。

表 25-1 Wexner 肛门失禁评分系统

肛门失禁类型	频　率				
	从不	很少	有时	经常	总是
气体	0	1	2	3	4
固体	0	1	2	3	4
液体	0	1	2	3	4
卫生垫	0	1	2	3	4
生活方式改变	0	1	2	3	4

说明:总分为 0 表示正常;20 表示完全失禁。从不为 0,很少指≤1 次/月;有时指≤1 次/周,≥1 次/月;经常指≤1 次/天,≥1 次/周;总是指≥1 次/天。

5. 专科仪器设备、器具的选择

生物反馈仪、电刺激治疗仪、肛门塞、OB 棉条。

（三）操作标准

操作前准备

（1）护士准备:着装整洁,修剪指甲,洗手,戴口罩。

（2）用物准备:病历,医嘱单,卷纸,一次性尿不湿,毛巾,温水(或湿纸巾),衣物备用,乳胶手套或一次性薄膜手套,棉签,皮肤保护剂,一次性速干手消毒剂。

（3）环境准备:温湿度适宜,移开障碍物,环境宽敞明亮,安静、安全,保护患者隐私。

（4）患者准备:向患者及其家属解释大便失禁护理的目的、重要性、注意事项、方法及配合要点。

操作步骤

（1）核对患者,向患者解释并取得合作。

（2）拉隔帘,保护患者隐私。

（3）运用相关评估表评估者排便情况及失禁原因,排除食物中毒及便秘或粪便嵌塞 。

（4）予患者以安慰和鼓励,减轻患者的心理不安和恐惧,使其树立康复的信心。

（5）对患者及其家属宣教指导饮食、生活方式及适当活动。

（6）根据患者病情、排便情况及失禁原因选用以下治疗方案:

① 肠再训练:根据患者的认知和身体能力实施肠再训练,如使用生物反馈治

疗仪、锻炼肛门括约肌及盆底部肌肉。

② 药物治疗：遵医嘱选择洛哌丁胺和可待因治疗腹泻；灌肠（如磷酸钠）和/或栓剂（比沙可啶），以缓解便秘所致的失禁。

③ 环境改造：提高患者控制大便的能力，如使用床边坐便器。

④ 逆行结肠灌洗：如有粪便嵌塞，可予以逆行结肠灌洗以减轻大便失禁。

⑤ 康复治疗：必要时遵医嘱行经直肠电刺激、骶神经和胫神经刺激治疗（由康复治疗师执行）。

⑥ 手术治疗：外科手术干预，如肛门括约肌注射填充剂（由医生执行）。

（7）失禁护理。

常规护理

① 戴手套，将被子叠至腹部，清理脏衣物，协助患者对侧卧位，使用卷纸擦净肛周皮肤。

② 用温水毛巾或湿纸巾清洁肛周皮肤，帮助患者更换干净衣物。

③ 更换手套，按卧床患者更换床单法更换床单，并垫一次性护理垫。

④ 肛周皮肤涂抹皮肤保护剂；安置患者，整理床单位。

⑤ 整理用物，打开门窗通风。

⑥ 洗手，记录患者大便性状及肛周皮肤情况。

减少肛周皮肤刺激的护理

① 使用 OB 内置式卫生棉条：置入患者肛门 4～6 cm，根据失禁情况随时更换，可吸收大便，防止渗漏，在肛门内起到堵塞，减少大便次数，从而减少粪便对肛周皮肤刺激。

② 使用人工肛袋。

■ 用手撑开肛周皮肤褶皱，测量括约肌大小（30～40 cm）；

■ 按照刻度标志裁剪合适的尺寸；

■ 剃除肛周毛发，清洁擦干；

■ 两人合作撑开肛周皮肤，再次清洁干燥，将人工肛袋向外对折，对准肛门由内向外贴好；

■ 按压 5 min，粘贴牢固；

■ 患者体位保持 10 min 不动，肛袋封口关闭。注意：肛袋内收集 1/3 粪水或有胀气应及时排放，肛周皮肤有炎症可先用造口粉及保护膜再贴肛袋；如果失禁严重粪水较多可在肛袋内连接负压引流进行负压抽吸，负压为 30～40 mmHg。

③ 使用 8 号带气囊气管导管。

■ 患者取卧位，护士戴手套，用液状石蜡润滑气管导管前端；

■ 自肛门插入导管 16～20 cm，用胶布交叉固定于骶尾部或会阴部，末端连接一次性引流袋或负压器并固定于床边；

■ 导管气囊注气 20～30 mL，置管后每 2～4 h 放松气囊 10 min；

■ 如果稀水便量多可接负压持续低压吸引。

④ 使用肛管。

■ 患者取卧位,护士戴手套,用液状石蜡润滑肛管前端;

■ 自肛门插入导管 7～10 cm,用胶布交叉固定于骶尾部或会阴部,末端连接一次性引流袋或负压器并固定于床边;

■ 如果稀水便量多可接负压持续低压吸引。

失禁性皮炎预防

① 清洗。

■ 清洗皮肤动作要轻柔,不要用力摩擦皮肤。采用一次性软布,移除脏物。不可用擦拭法,尽量采用冲洗或轻拍式清洁。

■ 水温不可过高,皮肤清洗液最好是无香味、无刺激性,pH 接近皮肤。失禁患者不建议使用肥皂来清洁会阴皮肤,目前国际通用一种 3 合 1 的免冲洗的皮肤清洁液,同时完成清洁、润肤和保护的作用。

② 润肤。

大部分清洗液都会含有保湿剂或润肤剂。保湿剂(如甘油)的作用是锁住角质层的水分。润肤剂作用是填补角质层细胞间的脂质,使得皮肤表面更加的光滑并能填补皮肤屏障间的小裂缝。

③ 隔离保护。

使用皮肤保护剂是用来保护皮肤角质层不受刺激性液体的侵蚀的。皮肤保护剂也要有正常的经皮水汽透过率,以保证长时间使用不会引起皮肤浸渍。

常见的皮肤保护剂:

■ 油膏类:如氧化锌、二甲硅油等;

■ 液体类:丙烯酸酯。相关文献表明使用液体状的丙烯酸酯皮肤保护剂优于油膏类产品。

■ 不含酒精的皮肤保护剂:此类保护剂不含酒精及其他刺激物质,对糜烂皮肤无刺激,无疼痛。喷洒后迅速形成一层透明薄膜,阻隔大小便的浸渍,避免细菌感染。喷膜后无绷紧、牵拉感。具有透气性,让皮肤自然呼吸,创面更快愈合。

使用前皮肤须清洁并擦干,视病情需要,每 24～72 h 重复涂抹,涂抹后需待完全干燥后再涂抹第二层,加强效果。勿与乳液、乳霜、油药膏等一同使用。

(四) 专科效果评价

(1)患者养成规律排便的习惯。

(2)重建肠道功能,排便次数每天小于 3 次。

(3)患者无失禁性皮炎、直肠脱垂等情况发生。

(4)患者在社会活动时间内能控制排便,生活质量提高。

（五）注意事项

1. 患者教育与配合

（1）消除紧张恐惧心理，选择着重于保持规律的肠道模式。

（2）指导如厕技巧和改变生活方式，可以显著改善症状控制，但存在个体化差异，某些情况下可能需要数月才能完全发挥作用。

（3）鼓励患者充足的液体摄入和膳食纤维补充，包括可溶性纤维和不溶性纤维。

（4）建议每天喝益生菌饮料或生物酸奶，增加肠道中的有益细菌，避免饮用碳酸饮料、咖啡等。

2. 失禁护理注意事项

（1）避免食用培根和肉汁等含脂肪类食物，牛奶、冰淇淋及奶酪等乳制品。避免进食辛辣、产气类食物，如洋葱、大蒜、蘑菇、绿色蔬菜、甘草、巧克力、干果等。

（2）因乳糖不耐受所致的大便失禁患者，避免进食含甜味剂的无糖产品，如山梨糖醇。

（3）调整饮食结构时，一次更换一项，并注意其他食物限制。

（4）每次排便后用温水或非刺激性清洗剂清洗肛周皮肤并保持干燥。必要时肛门周围涂擦软膏或皮肤保护剂保护肛周皮肤。

（5）保持床单位及肛周皮肤干燥、清洁，环境清洁、无异味。

参考文献 ✚

［1］ 陈爱萍,谢家兴.实用康复护理学[M].北京:中国医药科技出版社,2018.

［2］ 倪朝民.脑卒中的临床康复[M].合肥:安徽科学技术出版社,2013:140-151.

［3］ Winstein C J, Stein J, Arena R, et al. Guidelines for Adult Stroke Rehabilitation and Recovery：A Guideline for Healthcare Professionals From the American Heart Association/American Stroke Association［J］. Stroke, 2016, 47（6）: e98-e169.

［4］ Gittler M, Davis A M. Guidelines for Adult Stroke Rehabilitation and Recovery ［J］. JAMA, 2018, 319(8):820-821.

［5］ Billinger S A, Arena R, Bernhardt J, et al. Physical activity and exercise recommendations for stroke survivors：a statement for healthcare professionals from the American Heart Association/American Stroke Association［J］. Stroke, 2014,45(8): 2532-2553.

［6］ 胡敏,朱京慈.康复护理技术[M].北京:人民卫生出版社,2014.

［7］ 中国康复医学会康复护理专业委员会.神经源性膀胱护理实践指南(2017 年版) ［J］.护理学杂志,2017,32(24):1-7.

［8］ 徐青,高飞,王磊,等.脊髓损伤后肠道功能障碍:美国临床实践指南解读[J].中国康复理论与实践,2010,16(1):83-86.

［9］ 邹盛国,吴建贤.脑卒中患者呼吸肌训练的临床研究进展[J].中华物理医学与康复杂志,2019,41(9):708-711.

［10］ 薛廷婷,刘琳,胡亚丽.呼吸肌功能锻炼联合吞咽功能训练在预防卒中患者相关性肺炎中的应用[J].护理实践与研究,2018,15(12):5-7.

［11］ Menezes K K, Nascimento L R, Ada L, et al. Respiratory muscle training increases respiratory muscle strength and reduces respiratory complications after stroke：a systematic review[J]. J Physiother, 2016, 62(3):138-144.

［12］ 张通.神经康复医学[M].北京:人民卫生出版社,2011:124-136.

［13］ 俞长君,李雪萍,林强,等.呼吸肌训练对亚急性期脑卒中患者呼吸功能的影响

[J].中华物理医学与康复杂志,2016,38(10):735-739.

[14] 高景蓬,曾明,莫伟强,等.呼吸训练对稳定期慢性阻塞性肺疾病患者呼吸功能的影响[J].中华物理医学与康复杂志,2017,39(7):518-523.

[15] 刘又宁.实用呼吸系统疾病治疗学[M].长春:吉林科学技术出版社,2018:119-120.

[16] 陆再英,钟南山.内科学[M].北京:人民军医出版社,2011:150.

[17] 余江萍,吕云玲.内科护理学[M].2版.北京:高等教育出版社,2000:29-30.

[18] 王耀娟,周松茂,施景芳,等.不同体位排痰对缩短神经外科患者气管套管留置时间的影响[J].中国实用护理杂志,2018,34(23):1788-1791.

[19] 陈燕珊,陈露红,文美珠.改良式体位引流联合强化口腔护理在预防坠积性肺炎中的引用[J].齐鲁护理杂志,2018,24(23):85-87.

[20] 窦祖林.作业治疗学[M].北京:人民卫生出版社,2018:42-66.

[21] 章稼,王晓臣.运动治疗技术[M].2版.北京:人民卫生出版社,2014:148-179.

[22] 鲍雅娇.日常生活活动能力训练及护理干预对肢体功能障碍患者生活质量及护理满意度的研究[J].中国医药指南,2019,17(33):315-316.

[23] 邹朝君,叶志弘,胡皓,等.日常生活活动能力护理对脑卒中患者日常生活活动能力的影响[J].中华物理医学与康复杂志,2015,37(10):752-753.

[24] Veerbeek J M, van Wegen E, van Peppen R, et al. What is the evidence for physical therapy poststroke? A systematic review and meta-analysis[J]. PLoS One, 2014, 9(2): e87987.

[25] 吕继辉.老年认知功能筛查工具[J].北京医学,2014,36(10):842-845.

[26] 毛睿智.《AD8》作为自评量表在体检人群中的应用研究[D].杭州:浙江大学医学院,2014:1-5.

[27] 李婉玲,兰红珍,孔婵.Bobath技术在脑卒中后偏瘫患者体位转移中的应用[J].护理学报,2018,25(1):53-55.

[28] 郑彩娥,李秀云.康复护理技术操作规程[M].北京:人民卫生出版社,2018.

[29] 郑彩娥,李秀云.实用康复护理技术[M].北京:人民卫生出版社,2018:217-219.

[30] Shafaroodi H, Shahbek F, Faizi M, et al. Creatine Revealed Anticonvulsant Properties on Chemically and Electrically Induced Seizures in Mice[J]. Iran J Pharm Res, 2016, 15(4):843-850.

[31] Franco-Pérez J, Ballesteros-Zebadúa P, Manjarrez-Marmolejo J. Anticonvulsant effects of mefloquine on generalized tonic-clonic seizures induced by two acute models in rats[J]. BMC Neurosci, 2015, 16:7.

[32] 王楠,张立新.延髓梗死后吞咽障碍的研究进展[J].中国康复理论与实践,2018, 24(7): 807-811.

[33] Palli C, Fandler S, Doppelhofer K, et al. Early Dysphagia Screening by Trained Nurses Reduces Pneumonia Rate in Stroke Patients: A Clinical Intervention

Study[J]. Stroke, 2017, 48(9):2583-2585.

[34] 高尚谦,王芳,郭海玲,等.基于指南的脑卒中患者吞咽困难识别与管理循证实践方案的构建[J].中国护理管理,2016,16(12):1623-1627.

[35] 中国吞咽障碍康复评估与治疗专家共识组.中国吞咽障碍评估与治疗专家共识(2017年版):第一部分 评估篇[J].中华物理医学与康复杂志,2017,39(12):881-892.

[36] 杜春萍,梁红锁.康复护理技术[M].北京:人民卫生出版社,2014:228-230.

[37] Wu X, Zhu B, Fu L, et al. Prevalence,incidence,and mortality of stoke in the Chinese island populations:A systematic review [J]. Plos One, 2013, 8(11):78629-78629.

[38] 陈晓玲.安全使用轮椅知识培训对脑卒中后偏瘫患者及其家属的影响[C].中国康复医学会、中国康复医学会康复治疗专业委员会.传播康复新技术,推广治疗新理念:中国康复医学会第九届全国康复治疗学术年会论文集.中国康复医学会,2012:2.

[39] 张明凤.基于"双精准"理念的轮椅使用短视频在脑卒中患者中的应用[J].护理学报,2019,26(7):74-76.

[40] 吴静.常规护理干预联合空气压力治疗仪在下肢深静脉血栓预防中的应用效果[J].医疗装备,2019,32(21):163-164.

[41] Agachan F, Chen T, Pfeifer J, et al. A constipation scoring system to simplify evaluation and management of constipated patients[J]. Dis Colon Rectum, 1996, 39(6):681-685.